CONTENTS

MEDITAZIONE E MINDFULNESS

COSA È, A COSA SERVE, COME SI PRATICA

COME CURARSI MEDITANDO

Dr. Gabriele Buracchi
Nutrizionista e Psicologo

PREFAZIONE.
UN POCA DI STORIA

Questo libro si occupa di **Meditazione** e delle sue conseguenze, partendo da una ricostruzione storica, non facilissima, e proseguendo con le attuali conoscenze psicofisiologiche sulla Meditazione stessa, terminando con una illustrazione pratica della Meditazione seduta ma non solo.

Normalmente si attribuisce alla Meditazione una "tradizione secolare", anche se l'effettiva origine della meditazione come pratica, dipende dal significato che diamo al termine "meditare".

Diverse scuole di pensiero collocano le radici della meditazione nell'ambito di un insieme di tecniche e rituali originari del continente asiatico, arrivati a noi come artefatti e scritture.

A quello che sappiamole, due provenienze principali sono:

INDIA

Da qui alcuni dei più antichi documenti risalenti al 1500 a.C. dove la pratica di Dhyana o *Jhāna* è definita come **allenamento della mente**, spesso tradotto come "meditazione".

Molti di questi documenti derivano dalle tradizioni indù della **filosofia vedica** e trattano varie pratiche di meditazione nell'antica India.

Altre fonti sono scritture buddiste indiane e i testi risalenti a poche centinaia di anni prima di Cristo che cui parlano della pratica, anche se per alcuni questi documenti sono piuttosto ambigui nei loro riferimenti diretti alla meditazione.

La filosofia indiana vedica del 1500 a.C è uno dei primi percorsi.conosciuti per l'illuminazione spirituale.

Altre forme di meditazione sono poi citate intorno al VI e al V secolo a.C. nella **Cina** taoista e nell'**India** buddista.

Le origini precise sono molto dibattute, soprattutto intorno alla meditazione buddista

Si ritrovano resoconti scritti dei diversi stati di meditazione del buddismo in India nei sutra del Canone Pāli, una raccolta di scritture della tradizione buddista Theravada, che risale al I secolo a.C

Le più antiche immagini documentate della meditazionesi trovano in India e risalgono al periodo tra il 5000 e il 3500 a.C.

Si tratta di dipinti murali che raffigurano persone sedute in posture meditative con gli occhi socchiusi e che fanno pensare siano raccolte in meditazione.

Accanto alla pratica vedica, nelle tradizioni indù troviamo la pratica yogi di **meditare nelle grotte**.

CINA

Si trovano le prime citazioni sulla meditazione fin dal III e VI secolo a.C.. collegate al taoista Lao Tsu, un antico filosofo cinese, e ai suoi scritti dove sono citate le prime forme di meditazione.

Qui si ritrovano termini usati nei secoli successivi per descrivere le tecniche di meditazione, tra cui:

-**Shou Zhong** – traducibile come *"guardia di mezzo"*.

-**Bao Yi** – traducibile come *"abbracciare l'uno"*.

-**Shou Jing** – traducibile come *"guardia alla tranquillità"*.

-**Bao Pu** – traducibile come *"abbracciare la semplicità"*.

Alcuni sostengono che è difficile stabilire se queste tecniche fossero già utilizzate diffusamente quando fu scritto il testo o se fossero termini nuovi ideati appositamente per il testo stesso.

È quindi difficile sapere con assoluta certezza quando la meditazione ebbe origine ufficialmente e comunque si trovano riferimenti in varie culture e religioni come Islam e cristianesimo a pratiche di tipo meditativo.

Il sufismo, ad esempio, è un'antica tradizione islamica che risale a 1400 anni fa.

Con questa pratica i musulmani cercano di connettersi con Allah (Dio) attraverso la riflessione e la contemplazione di sé stessi e la rinuncia ai beni materiali.

Si pensa che, il sufismo abbia sviluppato la sua particolare pratica di meditazione che include l'attenzione alla respirazione e l'uso dei mantra attraverso una certa influenza indiana.

Ci sono prove di pratiche meditative con il **giudaismo**, che sembrano provenire dalle sue tradizioni precedenti.

La *Torah* contiene una descrizione del patriarca Isacco che va a *'lasuach'* in un campo, termine generalmente inteso come una forma di meditazione.

In sintesi le origini nello spazio e nel tempo della meditazione sono abbastanza nebulose, anche se sappiamo che alcune **personalità influenti** nel corso della storia sono state fondamentali per diffonderla. Oltre a quelle che si ritiene siano descrizioni della meditazione nella Torah, anche il **metodo esoterico ebraico** e la scuola di pensiero della **Cabala** comprendono alcune forme di meditazione che si basano generalmente su un pensiero profondo su temi filosofici e sulla preghiera.

Vediamo quindi alcune figure chiave, non certo le uniche, che sono state importanti nel divulgare la pratica.

ALCUNI MAESTRI FAMOSI

IL BUDDA (INDIA)

Conosciuto anche con altri nomi, tra cui **Siddhārtha Gautama** in sanscrito o **Siddhattha Gotama** in pali, era un principe che divenne monaco, saggio, filosofo e leader religioso.

Dai suoi insegnamenti che è stato fondato il buddismo.

Ma i testi buddisti fanno riferimento a molte pratiche diverse di meditazione e lo stesso Budda ebbe degli insegnanti dai quali apprese la pratica. Sebbene il buddismo abbia diffuso la pratica, non la ha inventata.

Se tendiamo a legare la meditazione al buddismo, dobbiamo dire che l'immagine del Budda che medita su un loto è arrivata solo molto più tardi, molto tempo dopo l'inizio del buddismo stesso.

Nel linguaggio classico del buddismo, la meditazione è chiamata *bhāvanā*, che significa **sviluppo mentale**, o *dhyāna*, che significa **calma mentale**.

LAO-TZE (CINA)

Lao-Tze, conosciuto anche come **Lao-Tzu** e **Laozi**, era un antico filosofo cinese il cui nome è in realtà un titolo d'onore che significa "*Vecchio Maestro*".

A lui viene attribuito il Tao Te Ching, libro che esemplifica i suoi pensieri e gli insegnamenti che hanno fondato il **taoismo**, che fa riferimento a pratiche meditative e all'idea di saggezza nel silenzio.

Si discute sul fatto che Lao-Tze sia effettivamente esistito come uomo singolo, o che il nome si riferisca a un insieme di individui e filosofi che condividevano le stesse idee.

Il **taoismo** pone l'accento sul diventare un tutt'uno con il **Tao**, che significa "vita cosmica" o natura.

Le tecniche tradizionali di meditazione taoista pongono attenzione particolare alla consapevolezza, alla contemplazione e all'uso della visualizzazione.

DOSHO (GIAPPONE)

Dosho era un monaco giapponese che viaggiò in Cina nel VII secolo e che studiò il buddismo sotto la guida di **Hsuan Tsang**, un grande maestro dell'epoca.

Durante questo viaggio Dosho imparò tutto sui dettami dello Zen.

Al suo ritorno in Giappone aprì la sua prima sala di meditazione dedicata alla pratica dello **Za-zen**, una meditazione seduta.

Creò quindi una comunità di monaci e studenti per

insegnare questa forma di meditazione in Giappone.

CONFUCIO (CINA)

Confucio era un insegnante, un politico e un filosofo cinese, del VI secolo a.C.

I suoi insegnamenti e i suoi pensieri sono la base della filosofia oggi nota come **confucianesimo ancora** oggi molto importanti nella cultura cinese.

Il confucianesimo pone l'accento su **crescita personale**, **moralità** e **giustizia sociale**.

La meditazione confuciana è conosciuta come *Jing Zuo*, e si concentra sul miglioramento di sé e sulla contemplazione.

MEDITAZIONE IN OCCIDENTE

La meditazione, almeno in epoca moderna, iniziò ad interessare l'Occidente intorno al 1700, quando vennero tradotti in diverse lingue europee alcuni testi di filosofia orientale che contenevano riferimenti a tecniche e pratiche di meditazione,
Si trattava di:

-*Upanishad* vediche – Raccolta di testi religiosi e filosofici provenienti dall'India, che si suppone siano stati scritti tra l'800 e il 500 a.C.

-*Bhagavad Gita* – Scrittura sanscrita composta da 700 versi che fanno parte del Mahabharata: un'epopea indù che descrive la vicenda tra il principe Pandava Arjuna e Krishna.

-*Sutra* buddisti – Scritture supposte essere gli insegnamenti orali del Buddha.

Nel XVIII secolo la meditazione era considerata soltanto argomento di discussione e di interesse da parte di filosofi e intellettuali, tra cui **Voltaire** e **Schopenhauer**.

La cosa cominciò a cambiare nel XX secolo soprattutto negli Stati Uniti, quando lo yogi **Swami Vivekananda**, tenne una presentazione al *Parliament of Religions* di Chicago che creò una nuova ondata di interesse per i modelli orientali di spiritualità in Occidente.

Questo interesse spinse un certo numero di insegnanti spirituali ad emigrare dall'India negli Stati Uniti, tra cui: Swami Rama, Paramahansa Yogananda e Maharishi Mahesh Yogi

Accanto a loro cominciarono a migrare in Occidente anche i rappresentanti spirituali di diverse scuole di pensiero buddiste compresi individui delle scuole di pensiero **Zen** e **Theravada**.

Da notare che ogni volta che la meditazione è stata introdotta in un luogo nuovo ha finito con l'essere plasmata e mutata dalla cultura di quel luogo.

Con l' arrivo in Occidente, la meditazione ha cominciato ad allontanarsi dalle connessioni religiose e dagli insegnamenti delle sue radici e ad essere insegnata in modi più occidentali.

Dagli anni Sessanta e Settanta la meditazione ha finito con l'essere indagata anche attraverso **studi scientifici**, rimuovendo ulteriormente i contesti spirituali originari e incoraggiando la pratica da parte di chiunque e non solo da coloro che cercano una realizzazione spirituale.

LA MINDFULNESS

Risalgono alla fine degli anni '70 gli studi **Jon Kabat-Zinn** al MIT sulla meditazione e sui suoi potenziali benefici per la salute.

Nel 1979 introdusse il suo programma **MBSR** (*Mindfulness-Based-Stress-Reduction*) e aprì la Clinica per la riduzione dello stress.

In quel periodo, anche la **meditazione trascendentale** aumentò in popolarità, con molte celebrità che si rivolgevano a questa pratica per far fronte alla fama, compresi i Beatles, anche se molte tecniche di meditazione erano legate prevalentemente alla cultura Hippie e non erano molto diffuse.

Solo negli anni Novanta la situazione cominciò a cambiare.

Nel 1993 **Deepak Chopra** pubblicò il suo libro *Ageless Body, Timeless Mind* .

Nel 1996 apparve in un famoso show televisivo americano vendendo più di 137.000 copie in un giorno.

Mentre sempre più celebrità si facevano avanti per elogiare la pratica della meditazione, cominciarono ad apparire altri libri sul come e perché meditare.

Logicamente questi recenti fenomeni devono farci

sospettare della serietà e della validità di molti filoni moderni di meditazione in Occidente che finiscono con l'avere solamente motivazioni commerciali.

Ciononostante mi auguro che questo libro possa aiutare a conoscere le vere potenzialità della Meditazione.

LA MEDITAZIONE IN OCCIDENTE

Come abbiamo visto, varie forme di meditazione provenienti prevalentemente da oriente hanno finito con il subire delle modifiche rispetto alle loro caratteristiche originarie.

Questo ha portato ad analizzare la meditazione anche con i classici metodi delle scienze occidentali anche per le applicazioni pratiche cui le varie forme di meditazione sono andate incontro.

Un esempio per tutti è dato dalla Mindfulness di cui si parla più oltre.

La meditazione è vista da molti ricercatori come potenzialmente una delle forme più efficaci di riduzione dello stress. **(per l'argomento stress rimando al mio testo specifico)** [1]
***nota**

Le tecniche di riduzione dello stress sono state coltivate e studiate in Occidente per circa 70 anni, non sempre con risultati efficaci [2], mentre la meditazione è stata sviluppata nelle culture orientali e ha una storia documentata di diverse migliaia di anni.

Per centinaia di generazioni ha costituito un metodo mediante il quale il *laico* poteva raggiungere regolarmente uno stato di pace e tranquillità mentale, ovvero sollievo dallo stress.

Questo potrebbe farci pensare che possa essere utile anche da noi.

Uno studio statunitense [3], ad esempio, ha dimostrato che un breve corso di strategie di modifica del comportamento che includeva la meditazione, ha portato a un numero significativamente inferiore di visite mediche durante i sei mesi successivi.

I risparmi sono stati stimati in oltre $ 200 per paziente.

Uno studio [4] sulle statistiche assicurative ha mostrato che l'uso delle cure mediche era significativamente inferiore per i meditatori rispetto ai non meditatori.

La crescente enfasi su:

-risultati sulla qualità della vita

-concetti come la Psiconeuroimmunologia o la medicina mente-corpo

-riduzione dei costi sanitari

suggerisce che la riduzione dello stress e il miglioramento della salute mentale stanno diventando sempre più rilevanti per la salute.

MEDITAZIONE VS RILASSAMENTO

Il fatto che il termine "meditazione" esista separatamente da quello di "rilassamento" suggerisce che dovrebbero esserci chiare differenze tra i due fenomeni, anche se non ci sono ancora prove sufficienti per tracciare una chiara distinzione.

Vanno anche confrontare sistematicamente diverse tecniche di meditazione per determinare se queste tecniche utilizzino o meno meccanismi diversi o simili o abbiano effetti diversi.

Il corpus di conoscenze attuali suggerisce che non tutte le tecniche di meditazione sono uguali; la maggior parte sono probabilmente metodi di rilassamento elaborati mentre altri potrebbero coinvolgere processi fisiologici unici della meditazione.

COS'È LA MEDITAZIONE?

Esistono molte forme di meditazione, che variano in complessità da pratiche rigorose e regolamentate a raccomandazioni generali.

Se praticata regolarmente, si pensa che la meditazione aiuti a sviluppare micro comportamenti abituali e inconsci che possono potenzialmente produrre effetti positivi diffusi sul funzionamento fisico e psicologico.

È stato dimostrato che la meditazione anche per 15 minuti due volte al giorno porta risultati benefici.

COME FUNZIONA LA MEDITAZIONE?

La maggior parte delle teorie si basa sul presupposto che la meditazione sia una sofisticata forma di rilassamento che coinvolge la *risposta parasimpatica*.

Sappiamo bene dagli studi di Hans Selye (1936), che lo stress psicologico è associato all'attivazione della componente **simpatica** del sistema nervoso autonomo che, nel suo estremo, provoca la *"risposta di lotta o fuga"*.

La meditazione e qualsiasi forma di riposo o rilassamento agisce per ridurre l'attivazione simpatica riducendo il rilascio di catecolamine e altri ormoni dello stress come il cortisolo, e promuovendo una maggiore attività parasimpatica che a sua volta rallenta la frequenza cardiaca e migliora il flusso di sangue verso i visceri e il ritorno dalla periferia.

ALTRI EFFETTI NEUROFISIOLOGICI

Altri sostenitori affermano che la meditazione comporta effetti neurofisiologici unici, ma questo resta da dimostrare.

Una ricerca suggerisce che il sistema limbico potrebbe essere coinvolto nella **meditazione Sahaja Yoga (SYM)** poiché sono stati costantemente osservati effetti significativi che coinvolgono lo stato dell'umore.

La questione più importante che deve essere affrontata in questo campo di ricerca è definire chiaramente la meditazione e quindi sottoporre tale definizione a verifica scientifica.

La meditazione è comunemente percepita come qualsiasi attività in cui l'attenzione dell'individuo è focalizzata principalmente su un'attività cognitiva ripetitiva.

Se si esamina da vicino l'autentica tradizione della meditazione, è evidente che la meditazione è un'esperienza discreta e ben definita di uno stato chiamato "consapevolezza senza pensiero".

Questo è uno stato in cui l'attività eccessiva e stressante

della mente viene neutralizzata

senza ridurre la vigilanza e l'efficacia.

La meditazione autentica consente di concentrarsi sul *"momento presente"* piuttosto che soffermarsi su di esso piuttosto che soffermarsi su un passato immutabile o un futuro indeterminato.

È questo stato di equilibrio che si dice sia terapeutico sia psicologicamente che fisicamente e che fondamentalmente distingue la meditazione dal semplice rilassamento, dal riposo fisico o dal sonno.

RIDUZIONE DEL "RUMORE MENTALE DI FONDO"

Secondo questa prospettiva, lo stress è l'inevitabile sottoprodotto di una mente iperattiva.

La mente non messa a tacere è responsabile di un *"rumore mentale di sottofondo"* quasi continuo il cui contenuto è per lo più inutile e improduttivo.

Eppure è questo *"rumore mentale"* che incide sulla nostra tendenza altrimenti naturale verso la salute psicologica, mentale e spirituale.

EFFETTI NEUROPSICOFISIOLOGICI DELLA MEDITAZIONE [5]

Al di là dei dubbi comunque leciti, cresce l'evidenza che la Meditazione, oltre ad essere utile nel trattamento di vari problemi che vanno dalla dipendenza da sostanze a disturbi del comportamento alimentare per non parlare dei disturbi dell'umore e dei dolori cronici, fornisce benefici importanti anche per una ampia serie di disturbi psicofisici che vanno dalla schizofrenia all'autismo, dal trattamento dell'ipertensione a quello del diabete, solo per limitarsi ad alcune delle casistiche studiate.

È quindi necessario cercare di definire, almeno a grandi linee, cosa può essere considerata *Meditazione* e cosa sia, quindi, l'oggetto della nostra attenzione, prima di vedere le modifiche psiconeurofisiologiche indotte dalla Meditazione stessa.

È anche evidente come sia spesso difficile separare gli effetti della Meditazione dalle varie problematiche spesso collegate tra loro come il miglioramento dei disturbi depressivi e dei disturbi d'ansia, ma anche la riduzione dell'impulsività od ancora la riduzione dei valori pressori ed il rallentamento del battito cardiaco, fattori solo apparentemente diversi ma strettamente correlati.

Proprio per il gran numero di pratiche tradizionali che si sono considerate *"Meditative"*, il compito di definire cosa realmente sia la *Meditazione* è tutt'altro che facile.

E, d'altra parte, capire cosa possa essere considerato *Meditazione* è essenziale, dal momento che è dimostrato come una pratica meditativa regolare produca cambiamenti negli stati mentali e nei tracciati degli elettroencefalogrammi a riposo, cambiamenti che persistono oltre il periodo della pratica meditativa stessa [6].

Una certa letteratura, infatti, pone sotto la stessa definizione di Meditazione pratiche come le danze di alcune tribù africane, gli esercizi dei Padri del Deserto o le pratiche tantriche tibetane' anche se il risultato dell'uso così generico del termine finisce per banalizzare le pratiche stesse.

Andrebbero così ignorate le tecniche ed il contesto davvero unici dello Zikr, la vacuità risonante, Sufi, rituale mistico del sufismo islamico forse più conosciuto per le danze dei Dervisci ruotanti in cui la danza è uno dei modi per raggiungere l'*abbandono*, se li vogliamo assimilare alle pratiche Taoiste del Tai Chi.

Quindi per accomunare Zikr e Tai Chi dobbiamo ignorare molti loro tratti che rendono queste due pratiche diverse l'una dall'altra.

Ma non dobbiamo nemmeno perdere di vista la possibilità che tradizioni anche molto diverse possano avere sviluppato, indipendentemente l'una dall'altra, tecniche che portano a risultati simili e misurabili[7].

Dobbiamo discernere quali parti di ogni singola tradizione sono utili per formulare una strategia di ricerca, sfrondando la tradizione dalle parti non utili al fine dei risultanti cercati nelle tecniche meditative.

Il punto di vista occidentale ci dice che la Meditazione è una strategia auto regolativa con particolare accento sull'addestramento dell'attenzione.

Le tradizioni meditative "orientali" dicono che esistono multiple meditazioni e che esse enfatizzano lo sviluppo mentale come il *Bhavana* (coltivazione della mente) nel Buddismo ed il *Lien-hsin* (affinamento della mente) nel Taoismo.

Questa *coltivazione* od *affinamento* può produrre capacità mentali positive come la calma, la concentrazione ed emozioni positive come l'amore e la gioia, riducendo contemporaneamente le emozioni negative come paura e rabbia [8].

Possiamo quindi definire la Meditazione come:

"Una famiglia di pratiche di auto regolazione focalizzate nell'addestramento all'attenzione ed alla consapevolezza al fine di portare i processi mentali sotto un maggior controllo volontario e, quindi, favorire un generale benessere e sviluppo mentale e/o specifiche capacità come la calma, la chiarezza e la concentrazione [9].

Questo ci permette di differenziare la Meditazione da altre strategie terapeutiche ed autoregolatorie come l'autoipnosi, la visualizzazione e le psicoterapie che non si focalizzano in maniera prioritaria sull'addestramento all'attenzione ed alla consapevolezza, quanto piuttosto al cambiamento di contenuti mentali, oggetti di attenzione e consapevolezza, come pensieri, immagini ed emozioni. Questa definizione caratterizza pratiche tra loro correlate come Yoga, Tai Chi ed Qigong che incorporano la Meditazione, anche se comprendono altri elementi come il controllo del respiro e particolari posture - Yoga - o movimenti del corpo per manipolare ed indirizzare l'energia - Tai Chi ed il Qigong- [10],[11].

Senza nulla togliere alle altre tradizioni, dobbiamo dire che la tradizione buddhista è considerata la più *"Psicologica"* di tutte le tradizioni spirituali, e pur non occupandosi di *salute mentale*, si occupa però della natura e delle cause degli squilibri mentali e delle tecniche per realizzare il benessere mentale.

Proprio per questo appare come quella che può avere un dialogo più semplice con la psicologia occidentale [12].

ORIGINE DEL BENESSERE

Secondo il Buddismo le persone possono trarre gioia dai piacere sensuali come immagini visive attraenti, suoni, aromi, gusti e sensazioni tattili.

Niente di strano, solo che appena perdono il contatto con questi stimoli il piacere provato decade.

Questo è vero anche per la soddisfazione che deriva dall'essere lodate, dall'ottenere riconoscimenti, rispetto ed amore.

Anche le ricchezze materiali, la sicurezza finanziaria, il potere e la gloria possono portare felicità, ma si tratta comunque di una felicità transitoria perché tutti questi *"Piaceri"* dipendono dagli stimoli che li provocano e quindi finiscono al cessare degli stimoli stessi.

Queste concezioni sono state indirettamente confermate da alcuni studi psicologici che dimostrano come la ricchezza non permetta di prevedere una felicità duratura.

Interessante è il caso dei vincitori alle lotterie che ricevono solo un miglioramento temporaneo nel benessere soggettivo riferito, ritornando poi alla situazione iniziale [13],[14].

Questi studi fanno concludere che:

"La soddisfazione è meno una questione di ottenere ciò che si vuole piuttosto che di volere ciò che si ha" [15], affermazione che concorda con quanto asserito anche dal Buddismo sull'importanza dell'accontentarsi.

Sempre per il Buddismo, aggrapparsi a questi stimoli come la vera fonte della propria felicità, porta facilmente a stati intermittenti o permanenti di ansia quando ci si trova a fronteggiare la possibilità, la probabilità o la certezza che lo stimolo non durerà.

Questo non significa che il Buddismo neghi il valore di ogni piacere portato dagli stimoli come moralmente sbagliato.

Sono quindi importanti anche semplici piaceri della vita come crescere una famiglia, creare opere d'arte o fare scoperte scientifiche, ma se la vita è interessata solo da queste ricerche, non produrrà un benessere duraturo.

Il benessere che va oltre questi piaceri transitori prodotti dagli stimoli dipende dal coltivare particolari tipi di opinioni ed attitudini durature e sullo sviluppare le proprie forze così come dal coltivare priorità, attitudini, prospettive e comportamenti significativi, così come viene messo in evidenza da appositi studi psicologici [16], [17],[18].

Studi psicologici sui *"Massimizzatori"* - cioè persone che cercano sempre il meglio - e sui *"Soddisfatti"*

- persone che si reputano soddisfatte non appena raggiungono una soglia di accettabilità basata sui loro valore intrinseci -, dimostrano paradossalmente come i tentativi dei "Massimizzatori" di trovare il meglio, portino ad una maggiore sofferenza invece che ad una maggiore soddisfazione.

Sono proprio i tentativi dei "Massimizzatori" di costruire uno stato positivo interno attraverso la perfezione esterna, che incrementano l'insoddisfazione, ipotesi di base, come abbiamo visto, anche del Buddismo.

Secondo il Buddismo questi tentativi malaccorti di trovare la felicità sono causati dalla confusione delle persone riguardo alle origini del vero benessere.

In effetti ricerche psicologiche al riguardo mostrano come le persone siano predittori inefficienti della loro futura felicità, dato che spesso prevedono in modo errato l'impatto emozionale di specifici eventi, facendo quindi scelte basate su calcoli errati di quello che porterà loro la più grande felicità [19].

L'insegnamento buddista secondo cui il proprio livello di felicità non è fisso ma può essere coscientemente coltivato è stato confermato da varie ricerche neuropsicologiche.

Uno studio [20] ha mostrato come la pratica della Meditazione di un principiante è associata con una maggiore attività della Corteccia prefrontale sinistra, area del cervello associata con le emozioni positive.

Sempre questa ricerca ha evidenziato anche l'effetto della Meditazione *Mindfulness* sul funzionamento psicologico e le difese immunitarie che sono aumentate contro l'influenza.

Resta comunque difficile definire l'origine del benessere.

Probabilmente possiamo rifarci ad un modello di equilibrio mentale a *quattro componenti che riunisca* sia la visione Buddhista che quella della Psicologia Occidentale, tentando una sintesi tra queste due tradizioni.

Queste *quattro componenti* sono:

a) Conativa (o della volontà)

b) Attentiva (o dell'attenzione)

c) Cognitiva

d) Affettiva

Anche se, come abbiamo visto, il Buddismo non si occupa di salute mentale come un argomento a sé stante, ciononostante molti testi buddisti spiegano come addestrare la mente per alleviare la sofferenza all'origine.

Questo modello a *quattro componenti* appare utile perché raccoglie i processi più importanti coinvolti nell'addestrare la mente a raggiungere elevati livelli di salute e benessere.

L'Equilibrio Conativo o della Volontà viene prima delle altre tre componenti nel processo di coltivare il benessere mentale, perché è questa la componente che permette alle persone di definire le intenzioni, gli obiettivi e le priorità dato che apre la strada per la coltivazione delle altre tre componenti.

La componente Attentiva è il secondo fattore mentale perché è necessaria l'attenzione per raggiungere le altre due componenti, cioè l'equilibrio cognitivo ed affettivo.

È infatti difficile esaminare attentamente i propri processi cognitivi ed affettivi, momento per momento se non si è capaci di mantenere l'attenzione.

Quest'ordine di presentazione non significa, però, che esista una linearità di sviluppo tra le componenti dell'equilibrio mentale, che sono invece tra loro interconnesse e, quindi, l'equilibrio guadagnato in un'area coinvolge immediatamente le altre tre.

Vediamo nel dettaglio le 4 componenti

A) EQUILIBRIO CONATIVO O DELLA VOLONTÀ

Fa riferimento alle facoltà della **volizione** e dell'**intenzione** che possono anche essere due facoltà distinte come, ad esempio, quando si ha l'intenzione, la voglia, di smettere di fumare senza che però ci sia il supporto della volontà reale di farlo.

Se non si ha lo sviluppo di questo equilibrio - una gamma di desideri ed aspirazioni basati sulla realtà, orientati verso la felicità propria ed altrui - sarà scarso o nullo l'incentivo a cercare il proprio l'equilibrio attentivo, cognitivo ed affettivo.

Una frequente idea errata che si ha del Buddismo, è che questo promuova l'ideale dell'assenza di qualsiasi desiderio o scopo mentre viene solo evidenziato come la sofferenza sia causata da desideri ed aspirazioni *"Insani"*.

Si enfatizza quindi il valore di desideri ed aspirazioni *"Sani"*, come l'intenzione di essere un genitore coscienzioso ed amorevole [21].

In questa prospettiva i termini di *"Sano"* ed *"Insano"* non hanno un risvolto morale, ma fanno riferimento alle forme di comportamento fisico, verbale e mentale che favoriscono o danneggiano il proprio o l'altrui benessere. Naturalmente si tratta di valutare le conseguenze nel lungo periodo, dato che una gratificazione immediata può comportare una sofferenza di lungo periodo mentre un atto sano può essere irto di difficoltà nell'immediato ma avere conseguenze profondamente gratificanti col passare del tempo.

In quest'ottica possiamo parlare di uno squilibrio conativo quando la persona va incontro ad una perdita apatica della motivazione alla felicità e per le cause di questa, fenomeno generalmente accompagnato da una carenza di immaginazione, una sorte di stagnate autocompiacenza, in cui la persona non è nemmeno capace di pensare di potersela cavare in modo diverso dall'attuale.

Questo stato di disperazione impedisce qualsiasi tentativo di raggiungere il benessere.

D'altro lato si produce una sorta di iperattività conativa quando le persone si fissano su mete ossessive che oscurano la realtà del presente, rimanendo così intrappolate in desideri e fantasie sul futuro, riguardo ai loro desideri insoddisfatti, in modo tale che i loro sensi vengono offuscati riguardo a ciò che avviene qui ed ora.

Quindi le varie azioni che possono portare ad un piacere immediato ed a un sollievo dal dolore, sono una espressione, non certo la sola, di uno squilibrio conativo.

Secondo la visione buddista il conseguimento dell'equilibrio conativo comporta di:

a) ovviare all'apatia meditando sulla realtà dell'impermanenza e della sofferenza e generando benessere riflettendo, per esempio, sulle vite di coloro che hanno realizzato tale equilibrio,

b) fronteggiare il desiderio ossessivo coltivando l'appagamento,

c) porre rimedio agli obiettivi sbagliati con il riconoscimento empirico delle vere cause sia della sofferenza che del benessere [22].

Anche vari studi di Psicologia Occidentale mostrano l'importanza di avere aspirazioni chiare e non confliggenti ed obiettivi coerenti con il raggiungimento dell'equilibrio conativo.

Studi hanno mostrato come avere scopi, fare progressi verso questi scopi ed avere scopi che non confliggano tra loro, sono tutti predittori di benessere e felicità soggettivi [23].

B) EQUILIBRIO ATTENTIVO O DELL'ATTENZIONE

Si tratta di un equilibrio comprendente lo sviluppo dell'attenzione volontaria sostenuta.

Questa è una caratteristica cruciale della salute mentale e di prestazioni ottimali in ogni tipo di attività significativa.

In base agli insegnamenti buddisti, si ottiene superando i deficit, l'iperattività e le disfunzioni di attenzione cui sono soggetti gli esseri umani in generale e non solo quelli affetti da un **Disturbo da Iperattività/Deficit d'Attenzione (ADHD)** [24]*nota.

In questa prospettiva un deficit attentivo è caratterizzato dall'incapacità di mettere a fuoco vividamente l'attenzione su un oggetto prescelto come accade spesso agli studenti che hanno difficoltà a seguire gli insegnamenti e le istruzioni dell'insegnante per svogliatezza o noia.

All'opposto, l'iperattività avviene quando la mente è eccessivamente eccitata, con conseguente distrazione compulsiva e agitazione.

L'attenzione è quindi disfunzionale quando le persone si

concentrano sulle cose in modi che non portano al loro od all'altrui benessere.

Per il Buddismo, il rimedio è la consapevolezza (Mindfulness), definita come:

"*Attenzione volontaria, sostenuta in modo continuato e focalizzata su un oggetto familiare, senza dimenticanza o distrazione*" [25] e la meta-attenzione, cioè l'abilità di monitorare lo stato della mente.

Come noto, una delle pratiche buddiste più diffuse a questo fine è la consapevolezza del respiro, pratica che prevede di focalizzare l'attenzione sulle sensazioni prodotte dal ritmo del respiro in tutto il corpo, iniziando con le sensazioni di espansione e contrazione dell'addome in corrispondenza con l'inspirazione e l'espirazione.

Mentre l'attenzione è consapevolmente impegnata con la respirazione, la meta-attenzione osserva il via vai dei pensieri in modo da riportare l'attenzione sul respiro quando subentrano la noia e la disattenzione o l'ipereccitazione [26].

Numerosi studi della Psicologia Occidentale corroborano questi insegnamenti.

Ad esempio molte teorie sull'auto regolazione discutono il ruolo centrale dell'attenzione nel potenziamento del funzionamento psicologico [27],[28],[29] nonché il ruolo fondamentale dell'attenzione e del controllo cognitivo nel guidare pensieri, comportamento e processi decisionali [30].

Le ricerche alla base della teoria psicologica del Flusso (Flow ndt) [31], definito come la condizione di essere completamente coinvolti in una attività per se stessa, confermano l'importanza dell'attenzione dimostrando che la felicità proviene dalla profonda attenzione e dall'impegno nell'attività.

Uno degli aspetti più interessanti dell'addestramento attentivo buddista riguarda lo sviluppo simultaneo di rilassamento, stabilità attentiva e chiarezza.

Con la pratica si sperimenta un crescente senso di benessere fisico e mentale e contemporaneamente un incremento della coerenza e chiarezza dell'attenzione [32].

Risultati di altre ricerche suggeriscono che le performance attentive e la flessibilità cognitiva correlano positivamente con la pratica della Meditazione ed i livelli di consapevolezza [33].

Questo benessere fisico e mentale è simile a quello prodotto dalla *"Risposta di rilassamento"* [34],[35],[36]*nota, anche se la Meditazione aggiunge elementi chiave come la stabilità e la chiarezza dell' attenzione.

Interessante è testare rilassamento ed attenzione ottenuti con la pratica della Meditazione per mezzo delle metodiche psicologiche.

Studi sull'attenzione in individui sani, incluse persone che si occupavano di controllo del traffico aereo, musica, matematica e scacchi, hanno generalmente avuto come risultato che l'attivazione attentiva è correlata con la fatica mentre il rilassamento profondo porta ad un abbassamento della chiarezza attentiva [37].

Rilassamento ed attivazione attentiva sembrerebbero, quindi, contrapposti.

Al contrario, nella pratica buddista si verifica una situazione "Anomala" di equilibrio attentivo in cui un alto livello di attivazione attentiva si mantiene assieme ad uno stato di profondo rilassamento e calma, ponendo la mente nella condizione di poter essere usata per ogni compito in cui si trovi impegnata [38].

C) EQUILIBRIO COGNITIVO

Secondo il Buddismo la caratteristica distintiva dell'equilibrio cognitivo è il vedere il mondo senza gli squilibri dovuti ad iperattività, deficit o disfunzioni cognitive [39].

L'equilibrio cognitivo implica quindi affrontare l'esperienza senza imporre presupposti concettuali o idee sugli eventi, finendo così per distorcerli [40].

Se le persone con severi squilibri cognitivi sono completamente fuori dal contatto con la realtà e vengono di solito considerate come affette da una psicosi, per il Buddismo anche le persone sane sono spesso tendenti a squilibri cognitivi potendo essere distratti (deficit cognitivo), coinvolti nei propri preconcetti ed aspettative e quindi incapaci di discriminare la realtà dalle proprie fantasie - iperattività cognitiva -, o inclini a fraintendere gli eventi - disfunzione cognitiva [41].

Per questo le persone possono equivocare le emozioni, le attitudini o le intenzioni di altre persone a causa della mancanza di chiara attenzione, aggravata dalle proiezioni inconsce delle loro speranze e paure.

Nella visione del Buddismo è possibile mettere riparo a

questo con l'applicazione di una acuta consapevolezza a qualsiasi cosa sorga di momento in momento, imparando a fare attenzione a ciò che si presenta ai propri sensi e sviluppando una consapevolezza interna dei propri processi mentali.

La pratica meditativa atta a raggiungere l'illuminazione superando gli squilibri cognitivi prevede l'applicazione della consapevolezza a:

a) corpo,

b) sentimenti e sensazioni,

c) stati e processi mentali,

d) fenomeni in generale, coltivando una attenzione chiara e duratura e quindi applicando questa abilità attentiva al minuzioso esame della presenza fisica e mentale propria ed altrui e ad ogni tipo di interazione causale.

Dal punto di vista della Psicologia Occidentale si è sviluppata una mole crescente di ricerche scientifiche che esplorano gli effetti terapeutici di questo addestramento alla consapevolezza ad esempio applicata alla riduzione delle conseguenze dello stress così come ad altre problematiche legate alle funzioni immunitarie, cardiache, psicologiche ed interpersonali [42],[43],[44] o nel trattamento delle dipendenze e delle ricadute nella dipendenza [45],[46].

L'addestramento alla pratica della consapevolezza ha mostrato di dare risultati psicologici e fisiologici positivi significativi in gruppi di persone comuni o con problematiche cliniche, come un più veloce recupero dalla depressione, un miglioramento nelle funzioni fisiologiche ed immunitarie in malati di cancro, una aumentata qualità del sonno ed una più veloce remissione della psoriasi.

Le ricerche, quindi, trovano una associazione positiva tra i livelli di consapevolezza e lo stato di salute fisica.

Un test studiato per valutare il livello di consapevolezza, la *Mindful Attention and Awareness Scale* [47], mostra una correlazione inversa tra consapevolezza e depressione, rabbia, ansia, nonché sintomi sanitari e numero di visite a professionisti della salute ed invece una correlazione positiva con l'ottimismo, i sentimenti positivi e l'autostima.

Sono stati ritrovati risultati sovrapponibili anche usando altri test di consapevolezza [48].

(Per il Test *Mindful Attention and Awareness Scale*, Vedi: Appendice 3).

D) EQUILIBRIO AFFETTIVO

L'equilibrio affettivo è un naturale risultato dei tre equilibri precedenti, anche se gli squilibri affettivi pregiudicano gli altri aspetti della salute mentale.

Possiamo definire il termine equilibrio affettivo come la libertà da oscillazioni emotive eccessive, apatia emotiva ed emozioni inappropriate.

Un disordine affettivo presenta i sintomi dell'insensibilità e della fredda indifferenza verso gli altri, mentre l'iperattività affettiva è caratterizzata da oscillazioni tra eccessiva euforia o depressione, speranza e paura, adulazione e disprezzo, infatuazione ed avversione.

Si parla di squilibrio affettivo quando le risposte emozionali delle persone sono inappropriate alle circostanze come gioire delle disgrazie altrui o essere dispiaciuti del successo di altri.

Il Buddismo ha elaborato una serie di pratiche meditative per far fronte allo squilibrio affettivo coltivando le qualità di :

a) gentilezza amorevole

b) la compassione

c) la gioia empatica

d) l'equanimità, cioè un senso di cura imparziale verso l'altrui benessere a prescindere dai propri gusti ed antipatie

A questo riguardo le ricerche di Psicologia Occidentale sono abbastanza agli inizi.

Uno studio effettuato su pazienti affetti da dolore cronico ha trovato che la meditazione sulla gentilezza amorevole portava ad una significativa diminuzione del dolore e del distress psicologico e della rabbia [49].

Un altro studio che si è occupato dell'empatia, fattore fondamentale nella compassione e nella gioia empatica, ha mostrato, in un campione di studenti di medicina, come la Meditazione così indirizzata per la durata di sette settimane portava sia ad un aumento dell'empatia, sia ad una riduzione di ansia e depressione rispetto ai soggetti di controllo [50].

Anche la pratica della qualità emotiva della gratitudine ha trovato conferme in ricerche di Psicologia Occidentale che hanno mostrato l'importanza di questa qualità per il benessere psicologico e fisiologico, con l'aumento di sensazioni di felicità e con maggiori comportamenti volti a migliorare la salute [51].

L'IMPORTANZA DELLA MEMORIA

Una componente fondamentale della pratica meditativa volta allo sviluppo di consapevolezza è l'atteggiamento mentale che permette di ricordarsi di prestare attenzione alle informazioni più rilevanti per l'esperienza del momento presente senza distrarsi.

Questa capacità di ricordare è simile a ciò che le Neuroscienze cognitive chiamano **Memoria di Lavoro (WM)**, costrutto psicologico che può essere un indice funzionale della consapevolezza stessa, dato che mantiene ed elabora le informazioni durante l'esecuzione di compiti cognitivi; è cioè il nostro presente.

La capacità della WM è la capacità di conservare selettivamente ed elaborare le informazioni che riguardano un certo obiettivo, per brevi periodi di tempo, senza farsi distrarre da informazioni non rilevanti.

Questa capacità, quindi, comprende processi attentivi che selezionano le informazioni e le risposte comportamentali adeguate, nonché i processi mnemonici capaci di conservare le informazioni in modo che siano anche facilmente accessibili e immediatamente disponibili in funzione degli obiettivi attuali.

D'altra parte la WM è sempre più ritenuta di importanza cruciale per determinare il successo negli studi a tutte le età e per mantenere un soddisfacente efficienza mentale nell'invecchiamento.

Viene utilizzata in molte attività quotidiane ed in essa possono essere conservate informazioni di vario tipo: verbale, visivo, spaziale, concettuale o fonetico.

È ovviamente più probabile che si verifichino errori nelle prestazioni della WM quando insorgono distrazioni o interferenze.

Questo tipo di memoria è utile a breve termine, ma non quando serve memorizzare a lungo delle informazioni.

La capacità della WM è misurabile con appositi test, grazie ai quali è stata trovata una forte correlazione con i risultati delle prove che valutano le capacità attentive.

Fra questi vi sono i compiti di orientamento dell'attenzione [52] e di monitoraggio dei conflitti [53].

La Memoria di Lavoro, l'orientamento dell'attenzione e il monitoraggio dei conflitti vengono utilizzati spesso nella vita quotidiana.

L'orientamento dell'attenzione consiste nel dirigere volontariamente, in un preciso momento, l'attenzione su quel sottoinsieme di informazioni che ha maggior rilevanza per un determinato compito, limitando le informazioni provenienti da tutti gli altri stimoli meno rilevanti, mentre usiamo il nostro sistema di controllo dei conflitti per dare delle priorità in presenza di comportamenti in competizione tra loro e nel mentre annulliamo il comportamento abituale o automatico.

La Memoria di Lavoro, l'orientamento dell'attenzione e il controllo dei conflitti sono quindi tutti in azione durante la maggior parte delle situazioni della vita reale.

Anche quando, in un certo momento, l'orientamento dell'attenzione e il controllo dei conflitti stanno guidando il nostro comportamento, è il nostro sistema di Memoria di Lavoro che mantiene attivo il nostro proposito di fare una cosa piuttosto che un'altra.

Quindi, la Memoria di Lavoro è fondamentale nel guidare i processi attentivi necessari agli obiettivi del momento.

Ma la capacità della Memoria di Lavoro è in diretto rapporto anche con la capacità di ragionamento analitico complesso ed è proporzionale a punteggi in test di intelligenza fluida ed anche al rendimento scolastico [54].

Oltre a ciò, la capacità della WM è fondamentale anche nella capacità di gestire contenuti mentali con valenza emotiva; è stato visto che i soggetti con una bassa capacità di WM soffrono di pensieri maggiormente intrusivi dal punto di vista emotivo, hanno più difficoltà nel reprimere le emozioni, positive o negative e nelle prove di rivalutazione delle emozioni [55],[56].

La capacità della WM appare quindi correlata con la capacità di un individuo nel guidare il comportamento volontario, superando i problemi cognitivi e affettivi, le distrazioni e la tendenza alle risposte condizionate.

Se sottoposta ad un uso intenso, come può avvenire in situazioni prolungate di stress, la capacità della WM si può ridurre, portando ad errori cognitivi e disturbi emotivi.

Si è comunque visto come il training di Meditazione, portando ad un aumento della capacità di questo tipo di memoria, ha degli effetti salutari, proteggendo contro menomazioni funzionali associate a contesti con elevati livelli di stress [57].

Studi hanno dimostrato come anche brevi periodi di Meditazione, concentrata sul mantenimento dell'attenzione al proprio respiro, avevano come effetto un miglior rendimento nei **Graduate Record Examinations (GRE)**, i test standardizzati di ammissione a molte Università negli Stati Uniti, con una contemporanea riduzione dei pensieri estranei intrusivi nello svolgimento del compito [58].

EFFETTI SU SISTEMA NERVOSO CENTRALE E SULL'ORGANISMO IN GENERALE

Se questi sono solo alcuni degli effetti psicologici della Meditazione in cui la Tradizione Buddhista e la Psicologia Occidentale si trovano in accordo, questo significa che la Meditazione deve avere anche risvolti di tipo neurologico, cioè deve creare delle modifiche a carico - almeno - del Sistema Nervoso Centrale, senza le quali modifiche gli effetti psicologici finirebbero con l'essere illusori dato che:

"I fondamenti delle neuroscienze moderne si basano sull'affermazione che tutti i processi mentali sono processi biologici e che ogni loro alterazione è organica" [59].

E se queste modifiche a carico del Sistema Nervoso Centrale esistono, devono essere necessariamente misurabili.

Senza una pretesa di completezza vediamo quindi quali sono queste modifiche e la loro entità, precisando che questo è un campo di ricerca relativamente recente ma comunque estremamente promettente.

Le scoperte nel campo della Neurobiologia suggeriscono

che le pratiche meditative sono associate con cambiamenti nell'attivazione di specifiche aree del cervello, ma non solo per quanto riguarda le misure effettuate nel corso della meditazione, ma anche per le alterazioni nella struttura e nelle funzioni del cervello cui vanno incontro coloro che meditano da lungo tempo, alterazioni che rientrano nel campo della Neuroplasticità.

Neuroplasticità è il termine usato appunto per descrivere i cambiamenti del cervello che avvengono in risposta all'esperienza

Questi cambiamenti possono andare dalla crescita di nuove connessioni alla creazione di nuovi neuroni.

Applicando il termine al contesto dell'esercizio mentale della Meditazione, esso non è sostanzialmente diverso dall' acquisizione di ogni altra forma di abilità che induca cambiamenti plastici nel cervello [60],[61],[62].

Si è così verificato come la pratica della Meditazione sia associata con un aumento dello spessore di regioni della Corteccia cerebrale implicate in processi somatosensoriali, visivi, uditivi ed enterocettivi [63].

Studi hanno poi verificato come *la pratica regolare della Meditazione rallenti l'assottigliamento della Corteccia prefrontale che di solito avviene con l'avanzare dell'età.*

Altri studi sulla Neuroplasticità corticale hanno mostrato come, quando un compito richieda che l'attenzione sia sistematicamente diretta verso uno stimolo sensorio rilevante per ripetute sessioni di pratica, si vada incontro a forti cambiamenti nella mappa corticale sensoriale [64]. L'aumentato spessore corticale potrebbe essere dovuto ad una aumentata arborizzazione dei neuroni, ad un aumentato volume della glia [65] o ad una maggior vascolarizzazione locale.

Anche se lo studio [66] non è in grado di chiarire queste alternative, tuttavia ciascuno di questi meccanismi è di sostegno ad una aumentata funzionalità neurale.

Le scoperte in campo neurobiologico sugli effetti della Meditazione ci dicono che le pratiche di Meditazione sono associate a cambiamenti di stato nell'attivazione di specifiche aree cerebrali, in particolare sono state trovate attivazioni di aree quali la **Corteccia Prefrontale (PFC)** e la **Corteccia Cingolata Anteriore (ACC)** nonché un aumento nell'attività elettroencefalografica delle **onde Alfa e Teta**, attività normalmente associata tanto con la Meditazione quanto con il rilassamento.

L'attività dell'onda Teta, in particolare, pare maggiore nei meditatori più esperti, facendo sorgere l'ipotesi che una maggior esperienza nella Meditazione sia anche associata ad una maggior abilità di indurre un rilassamento più profondo.

È d'altronde noto come, sia focalizzarsi su un parola, un suono, una immagine ripetuti, sia l'ignorare i pensieri quotidiani usando la Meditazione, attivi una **Risposta di Rilassamento (RR)**, risposta tipica della Meditazione Mindfulness, Vipassana, Yoga, Tai Chi e Qi Gong ed anche del Rilassamento Progressivo di Jacobson o del Biofeeback.

La **RR** è associata con cambiamenti biochimici dell'organismo quali un ridotto consumo di ossigeno, ridotta eliminazione di anidride carbonica, riduzione della pressione sanguigna e dei ritmi cardiaco e respiratorio, oltre a molte altre modifiche fisiologiche ed ormonali [67].

Tornando comunque alle modifiche strutturali riscontrate a carico del SNC, va rilevato come la maggior parte delle regioni fossero collocate nell'emisfero destro, essenziale per mantenere l'attenzione, che poi è la pratica centrale della Meditazione.

Le principali differenze nello spessore sono state rilevate a carico della Corteccia dell'Insula anteriore destra.

Gli studi di elettrofisiologia e di Neuroimaging hanno mostrato come questa regione cerebrale intervenga nella consapevolezza degli stati corporei fornita dagli enterocettori, come la capacità di percepire il proprio battito cardiaco.

Inoltre, un maggiore volume della materia grigia della regione dell'Insula anteriore correla con un'aumentata accuratezza di questa sensibilità soggettiva dell'interno del corpo e sarebbe anche in correlazione con esperienze emotive negative.

È coinvolta anche nel controllo della pressione arteriosa, particolarmente durante e dopo l'esercizio fisico.

Un'altra e fondamentale sensazione interna elaborata dall' Insula include la distensione dello stomaco che provoca sazietà, per citare solo alcune delle funzioni di questa area che, comunque, appare fortemente implicata in tutti quei compiti collegati all'attenzione corporea ed alla consapevolezza viscerale.

La differenza di spessore della Corteccia in questa regione tra chi medita e chi non lo fa, è coerente con l'accresciuta capacità di essere consapevoli dei propri stati interni [68].

È stato anche visto che alcune parti come le cosiddette Aree di Broadman 9 e 10 facenti parte della Corteccia Prefrontale, anche esse interessate dal'aumento di spessore, sono coinvolte nell'integrazione delle emozioni e della cognizione.

Questi dati oggettivi hanno permesso di avanzare l'ipotesi che l'accresciuta consapevolezza degli stimoli sensoriali che si verifica durante la Meditazione, metta colui che la pratica nella condizione di usare questa autoconsapevolezza per muoversi più facilmente attraverso i molteplici fattori di stress che si incontrano quotidianamente [69],[70].

Questo impatto sulle strutture corticali non è comunque esclusivo di un tipo di Meditazione ma pare caratteristico tanto dello Yoga quanto di Qigong e Tai Chi, sebbene ogni tradizione pare avere una specificità di ispessimento corticale leggermente diversa in base agli specifici esercizi utilizzati.

Uno studio ha specificatamente esaminato gli effetti della pratica regolare e prolungata della Meditazione Zen - anche questa una pratica buddhista incentrata sull'autoregolazione attentiva e posturale - sul normale declino del volume della sostanza grigia cerebrale legato all'invecchiamento e delle performance attentive in individui sani.

Tramite tecniche di Neuroimaging per il primo e la somministrazione di compiti attentivi computerizzati e prolungati nel tempo per le seconde, con un campione di 13 praticanti regolari di Meditazione Zen e di 13 controlli assortiti, è stato rilevato come nei soggetti di controllo fosse presente la correlazione negativa con l'età sia del volume della sostanza grigia sia della performance attentiva, nei meditatori abituali, invece, non c'era una correlazione significativa tra l'età ed i due parametri anzidetti.

L'effetto della Meditazione sul volume di sostanza grigia è stato particolarmente rilevante a carico del Putamen, una struttura fortemente implicata nei processi attentivi.

Queste scoperte suggeriscono come la pratica regolare della Meditazione possa avere effetti neuroprotettivi e ridurre il declino cognitivo normalmente associato con l'invecchiamento [71].

LA MEDITAZIONE OGGI

Oggi la meditazione è una pratica ormai consolidata di ricerca e applicazione nel campo della terapia psicologica in molti settori.

Il termine Meditazione si riferisce a pratiche per il controllo mentale ed emotivo provenienti da un ampio contesto di culture che includono anche il Cristianesimo e l'Islamismo, anche se è più frequentemente applicato a pratiche originate nelle tradizioni spirituali orientali dell'India, del Tibet, della Cina, del Giappone e stati limitrofi, delle cui origini storiche abbiamo sopra parlato.

Una, parziale, eccezione è rappresentata dalla Mindfulness.

Questo concetto, che possiamo tradurre con il corrispettivo italiano di *Consapevolezza*, ha una storia di 2500 anni, deriva in realtà dalla parola *Sati* in lingua Pali.

Mindfulness, però, è anche il termine utilizzato dal moderno fondatore dell'uso clinico del termine, Jon Kabat-Zinn [72], che comunque fa risalire la terapia da lui messa a punto al pensiero ed alle conoscenze sviluppate in 2500 anni di Buddhismo.

Ci occupiamo, quindi, dei vari aspetti della Meditazione

buddhista inclusa la Mindfulness, intesa come modalità psicoterapeutica sviluppata da Jon Kabat-Zinn ed altri, ma anche di Yoga nonché di Qigong e Tai Chi, ritenendo questi approcci i più interessanti almeno agli scopi di questo libro, in base alla letteratura scientifica, senza che questo signifchi un disvalore per altre tradizioni.

A) LA MEDITAZIONE BUDDISTA E LA MINDFULNESS

Cercando di chiarire cosa sia la Mindfulness, la possiamo definire come la ***Consapevolezza*** che emerge dal fare attenzione a ciò che si fa nel momento presente, momento per momento, in maniera non giudicante, dello svolgersi dell'esperienza.

Storicamente la Mindfulness può essere considerata il nucleo centrale della meditazione buddista al fine di vedere semplicemente *"Le cose come sono"* (**Dharma**), o **Tao** nella concezione cinese, cioè la **Via**, in cui ci si può identificare tramite la **Meditazione**.

Possiamo quindi considerare il Dharma come un insieme di regole innate, empiricamente verificabili, che governano e descrivono la generazione dell'esperienza interiore in prima persona della sofferenza e della felicità negli esseri umani.

Il Dharma non è tanto una filosofia, quanto una descrizione della natura della mente, delle emozioni e della sofferenza e della potenziale liberazione da questa tramite pratiche volte ad addestrare e coltivare vari aspetti della mente e del cuore.

Viene usato anche il termine cuore, dato che la Mindfulness include anche le qualità dell'affettuosità e della compassione intesa nel senso della compartecipazione, dell'interesse e della presenza amichevole [73].

Il termine, come detto, deriva dalla parola "**Sati**" in lingua Pali e si riferisce a uno stato caratterizzato da "*Presenza mentale*", in cui i fenomeni, interni ed esterni, vengono visti come realmente sono e, allo stesso tempo, si distingue tra i fenomeni e le proprie proiezioni e distorsioni mentali.

Il Budda o "***Risvegliato***", interrogato da un discepolo circa la sua natura, rispose semplicemente "**Sono sveglio**".

Il termine nella lingua Pali assume anche il senso di "**Ricordare**", dato che lo sviluppo della consapevolezza comporta anche una maggior capacità di ricordare i propri pensieri e comportamenti e le loro conseguenze su sé e gli altri.

La possibilità di essere consapevoli, ad un qualche livello od in qualche momento, è quindi comunque una caratteristica umana ed il merito del Buddhismo è stato quello di proporre modi semplici ed efficaci per coltivare e raffinare la consapevolezza.

La Mindfulness è quindi l'atteggiamento di attenzione che è alla base di tutti i più diversi orientamenti di pratica meditativa buddista, come la tradizione Theravada del sud est asiatico (Tailandia, Birmania, Cambogia e Vietnam), delle scuole Mahayana (Zen) (Vietnam, Cina, Giappone e Corea) e della tradizione tibetana (Vajirayana), appunto in Tibet ed in paesi vicini (Mongolia, Nepal, Bhutan, Ladakh).

Questa diffusione ha naturalmente portato a differenze nella pratica delle varie scuole e sottotradizioni, ma, come ha scritto il Dalai Lama: *"Il Buddismo si è evoluto differentemente in tempi e posti diversi, eppure il Dharma essenziale rimane lo stesso"* [74].

La Meditazione, a partire dalle più antiche tradizioni buddiste è, quindi, la base della Mindfulness così come lo è nei più moderni interventi quali il programma di **Riduzione dello Stress Basato sulla Mindfulness (MBSR)** di Kabat-Zinn [75],[76],[77] e la **Terapia Cognitiva Basata sulla Mindfulness (MBCT)** [78] entrambi basati sulla Mindfulness, termine che ha finito con l'indicare anche la pratica meditativa stessa.

Per Jon Kabat-Zinn, fondatore della Mindfulness intesa come Psicoterapia, questa è il:

"Processo di prestare attenzione in modo particolare: intenzionalmente ed in maniera non giudicante, allo scorrere dell'esperienza nel presente, momento per momento" [79], nonché la consapevolezza che emerge dal

porre attenzione al momento presente sospendendo il giudizio [80](2).

Per vivere l'esperienza presente in maniera Mindful è quindi necessario prestarle attenzione senza giudicarla, accogliendola in maniera gentile, accettante, amorevole e compassionevole. Sintetizzando possiamo dire che essere consapevoli (*Mindful*) richiede la stretta interconnessione di due diverse componenti:

1) La capacità di dirigere l'attenzione al momento presente.

2) La curiosità, l'apertura e l'accettazione di ciò che avviene.

La capacità di avere un visione chiara dei propri pensieri, emozioni, sensazioni ed azioni nonché le loro conseguenze momento per momento, può essere raggiunta attraverso un addestramento che utilizzi le tecniche di Meditazione.

Naturalmente Kabat-Zinn rintraccia l'origine di queste tecniche nella Meditazione buddhista, soprattutto Vipassana e Zen, senza però l'aspetto religioso che queste tradizioni hanno.

Lo stesso Kabat-Zinn, nello spiegare le origini del programma di Riduzione dello Stress Basato sulla Mindfulness (MBSR) come un addestramento per il sollievo dalla sofferenza, sottolinea come questo tipo di intervento dovesse essere libero da fattori di tipo culturale, religioso ed ideologico associati con le origini buddiste della Mindfulness.

L'obiettivo non era quindi quello di propagandare il Buddismo o di creare *"Grandi meditatori"*, ma di offrire un ambiente all'interno del quale poter sperimentare una serie di metodi potenzialmente efficaci per far fronte e ridurre la sofferenza sia del corpo che della mente, comprendendo la forza potenzialmente insita nella connessione mente/corpo nel fare ciò [81].

Allo stesso tempo era necessario che il programma rimasse fedele allo spirito ed alla sostanza della dimensione universale del Dharma che, come abbiamo visto, è il nucleo stesso della consapevolezza, pur utilizzando metodi e linguaggi che avessero un senso e che fossero interessanti per la vita quotidiana dei partecipanti ai gruppi.

La pratica meditativa presenta due distinte ma collaterali modalità:

1) LA PRATICA FORMALE O STRUTTURATA è esercitata in un tempo stabilito e in un ambiente silenzioso.

Tra le pratiche formali usate negli interventi clinici di vario tipo ricordiamo:

1a) La scansione del corpo - body scan -. Consiste nel focalizzare l'attenzione sulle sensazioni fisiche delle diverse parti del corpo.Normalmente si comincia a prestare attenzione, momento per momento, in maniera non giudicante, dall'alluce del piede sinistro, passando poi ad ogni altro singolo dito, al piede, alla caviglia e risalendo lungo la gamba e poi progressivamente a tutto il corpo fino alla testa.

1b) Meditazione seduta. Include diversi tipi di pratiche, quali la consapevolezza del respiro,
del corpo nel suo insieme, dei suoni, dei propri pensieri ed emozioni e la consapevolezza aperta
verso tutti gli oggetti dell'esperienza man mano che si presentano.
L'attenzione è sempre posta in maniera intenzionale e non giudicante.
(Per una descrizione dettagliata della Meditazione seduta, Vedi: Appendice 2).

1c) Hatha Yoga. Anche in questa pratica è fondamentale la consapevolezza del respiro e sulle diverse posture che si assumono, oltre che sulle sensazioni corporee che emergono dagli esercizi di stiramento e rilassamento dei muscoli.

Con questa pratica è importante imparare a riconoscere e rispettare i propri limiti e a lasciare andare l'impulso a superarli.

A volte è sostituito da semplici esercizi di stretching.

1d) Meditazione camminando. In questo tipo di meditazione in movimento, l'attenzione non giudicante è rivolta alle sensazioni delle piante dei piedi man mano che si cammina avanti e indietro in un certo spazio.

La Meditazione camminando può avvenire anche in esterno, magari in ambienti naturali.

L'attenzione è rivolta proprio alla fisicità del camminare, quindi anche alle gambe, oltre che ai piedi e comunque alle parti del corpo interessate allo spostarsi di esso nello spazio.

Come dice Kabat-Zinn, la Meditazione camminando è uguale a quella seduta, il corpo è lo stesso, la mente è la stessa, la differenza è che si sta camminando.

L'unica differenza che c'è con il camminare comunemente inteso, è che non si sta andando in nessun posto.

Si deve portare la stessa qualità di attenzione e di intenzione in ogni passo che si fa.

Particolarmente interessanti, almeno a giudizio di chi scrive, sono pratiche di Mindfulnees camminando, e/

o anche sedendo, principalmente in base ai protocolli MBSR e MBCBT - vedi capitolo successivo - intraprese da terapisti con individui e gruppi in ambienti naturali inclusi montagne, boschi e foreste, per migliorare il benessere mentale e specifiche condizioni cliniche [82].

2) LA PRATICA INFORMALE O NON STRUTTURATA,

che viene svolta in diversi momenti della giornata, senza che ci sia bisogno di un ambiente particolare.

La meditazione di *Metta* o gentilezza amorevole, addestra alla gentilezza ed alla compassione

verso se stessi e verso gli altri, conosciuti e sconosciuti, amici e nemici.

Quando si comincia con la Meditazione ci si imbatte immediatamente nella difficoltà a

mantenere l'attenzione consapevole su un oggetto, come ad esempio il respiro, anche solo per più di pochi secondi.

La mente comincia a vagare altrove e viene invasa da ricordi, giudizi, cose da fare ma anche da emozioni o sensazioni fisiche a volte spiacevoli che niente hanno a che fare con il momento presente.

Questo fenomeno non ci deve meravigliare dato che la nostra mente tende naturalmente a vagare nel passato o nel futuro, nonché a giudicare ed etichettare continuamente l'esperienza presente.

Altrettanto naturale è la tendenza alla non consapevolezza, ovvero a vivere l'esperienza con il *"Pilota automatico"*.

La meditazione addestra a essere *"Svegli"*, cioè ad osservare consapevolmente, momento per momento, questi stati della mente senza giudicarli, ma vivendoli per quelli che sono.

Ovviamente ogni volta che la mente *va da altre parti* è necessario osservare dove è andata, lasciando andare gentilmente l'oggetto da cui è stata presa (un pensiero, un rumore, una sensazione, un impulso, etc.), tornando su quello che era l'oggetto iniziale dell'attenzione, come ad esempio il respiro o le sensazioni del corpo.

Naturalmente lasciar andare un'esperienza sgradita può essere più facile, mentre lasciarne andare una piacevole può essere più difficile, ma la pratica meditativa, aiutando a sviluppare una consapevolezza non giudicante, gentile e compassionevole, verso il fluire delle diverse esperienze man mano che avvengono, permette di sviluppare verso di esse una relazione accettante e decentrata senza critiche né etichette.

Il risultato è divenire capaci di trattare nello stesso modo sia le esperienze sgradite che quelle piacevoli, entrando così in una modalità dell'esistenza Mindful [83].

Oltre alla pratica formale ed a quella informale,

importante è l'atteggiamento con cui ci si approccia alle pratiche stesse.

L'atteggiamento più utile è quello scettico ma allo stesso tempo aperto e curioso dello scienziato che osserva, senza preconcetti, tutto ciò che avviene nel campo dell'esperienza.

Kabat-Zinn parla di otto pilastri utili ad affrontare e portare avanti la pratica della consapevolezza, consapevolezza che la pratica stessa a sua volta permette di sviluppare.

GLI 8 PILASTRI

1) Il non giudizio

Significa sospendere il giudizio assumendo il ruolo del testimone imparziale dell'esperienza in corso.

È quasi inevitabile che prima o poi si affacci un giudizio alla nostra mente, ma non si cercherà né di eliminarlo né di valutarlo come sbagliato.

Ci si limita ad osservarlo per quello che è, cioè una attività automatica della mente umana, ritornando così all'attenzione consapevole.

Fare questo richiede di rendersi conto del costante flusso di giudizi e di reazioni alle esperienze tanto esterne quanto interne in cui si è coinvolti.

Questo rendersi conto è la premessa per imparare a distaccarsene.

Quando si inizia a fare attenzione ai nostri processi mentali, spesso ci si stupisce di quanto siamo costantemente portati a giudicare i contenuti dell'esperienza, con la frequente messa in moto di reazioni automatiche che, in molti casi, non hanno nessun fondamento.

La continua attività giudicante della mente impedisce di trovare pace interiore; è quindi fondamentale imparare a riconoscere questo automatismo per riuscire a liberarsene.

Beninteso quando il giudizio si presenta non va respinto o considerato *"sbagliato"* (ricadendo così nella trappola del giudizio) ma solo osservato per quello che è: una attività automatica della mente.

2) La pazienza

Nasce dal comprendere ed accettare in modo rispettoso che tutto ha un corso naturale e, quindi, cercare di ottenere dei risultati troppo presto nella Meditazione può essere controproducente, facendo sviluppare nervosismo ed irritazione invece che accettazione.

La pazienza permette di non seguire il desiderio di volersi allontanare più presto possibile da una esperienza presente sgradevole per cercare qualcosa di meglio.

Con lo sviluppo della pazienza è quindi possibile vivere un'esperienza sgradevole in modo Mindful senza cominciare a ruminare o ad arrabbiarsi.

Questo permetterà di prendere decisioni non affrettate, tenendo presente dove siamo realmente e non dove vorremmo essere.

La pazienza è quindi una forma di saggezza.

3) la mente del principiante.

È fondamentale vedere le cose come se le si vedessero per la prima volta.

Da Kabat-Zinn viene il primo esercizio Mindful, quello del chicco di uva passa da guardare, toccare, odorare ed assaggiare come se fosse la prima volta che lo si incontra.

Mantenere la mente del principiante porta quindi a sospendere le proprie aspettative e i propri giudizi dettati dalle conoscenze e dalle esperienze di tutta una vita, scoprendo così nuovi aspetti dell'esperienza con occhi sempre nuovi e con una mente fresca, attenta alle novità e orientata più al presente che al passato.

La mente del principiante permette di restare recettivi a nuove possibilità, evitando di cadere nella routine *"dell'esperto"*, che dà per scontato e già conosciuto anche quello che di nuovo avviene.

4) la fiducia

Significa avere fiducia nella propria intuizione e nelle proprie sensazioni.

Questa fiducia permette una maggiore responsabilità nella propria vita e una maggiore libertà dai propri condizionamenti.

Meglio comunque fare degli sbagli piuttosto che cercare sempre una guida al di fuori di se stessi. Molte persone si fanno influenzare dall'autorità di un insegnante e ritengono di doverlo seguire ed imitare e magari venerare come un modello.

Questo è in aperta contraddizione proprio con uno degli insegnamenti di Budda, spesso ignorati, ma a mio parere tra i più importanti:

"Non credere in niente semplicemente perché lo hai sentito dire. Non credere in niente semplicemente perché è detto o vociferato da molti. Non credere in niente semplicemente perché si trova scritto nei tuoi libri di religione. Non credere in niente semplicemente in base all'autorità dei tuoi insegnanti od anziani. Non credere nelle tradizioni perché sono state tramandate per molte generazioni. Ma dopo osservazione ed analisi, quando trovi che ogni cosa si accorda alla ragione e porta al bene ed al beneficio di uno e di tutti, allora accettala e vivi secondo essa".

Questo fa anche sì che, praticando la consapevolezza, si pratica anche una assunzione di responsabilità, la responsabilità di essere se stessi, imparando ad aver fiducia nel proprio essere.

5) Il non cercare risultati.

È un aspetto fondamentale nella Meditazione, dato che la

Meditazione è non-fare.

Questo è un aspetto probabilmente difficile per la maggior parte delle persone, dato che è una tendenza umana automatica quella di volere dei risultati, confrontando continuamente il momento presente con il momento ideale, sviluppando così una sorta di ruminazione sulla discrepanza tra reale ed ideale.

In questo la Meditazione si distingue davvero da ogni altra attività perché, malgrado richieda un indubbio impegno e lavoro e una particolare concentrazione di energie, in ultima analisi la Meditazione è *"Non fare"*.

Se proprio vogliamo trovare uno scopo da raggiungere tramite la Meditazione, è proprio quello di non avere scopi.

6) L'accettazione.

Si tratta di un punto fondamentale nella Meditazione Mindful, perchè ogni momento viene preso e vissuto per quello che è nella sua completezza senza cercare di modificarlo, dato che la mente automaticamente tende a trattenere ciò che è gradevole o lo è stato in passato cercando di sfuggire ciò che è o é stato sgradevole.

Finiamo così con sprecare tempo ed energia per resistere a ciò che di fatto è così come è.

Accettarsi per come si è non significa che si deve essere

soddisfatti delle cose così come sono o rassegnarsi, ma semplicemente essere disponibili a vedere le cose per come sono.

È proprio questo l'atteggiamento che pone i presupposti per agire in modo appropriato nella propria vita, modificando quanto è necessario cambiare, senza velare la nostra visione con giudizi e desideri.

7) Il lasciare andare.

Coltivare il non attaccamento. Questa qualità è coltivata e aiuta nella Meditazione; si tratta di lasciare andare sia l'attaccamento a pensieri e/o ricordi piacevoli sia l'avversione a quelli spiacevoli.

8) L'impegno e l'autodisciplina.

Si tratta di requisiti fondamentali affinché la pratica funzioni permettendo così lo sviluppo della Mindfulness sia come tratto che come stato, migliorando al contempo l'abilità di entrare in tale stato.

È infatti necessario impegno quotidiano e autodisciplina. In base agli studi effettuati da Kabat-Zinn ed altri si è visto, infatti, che la pratica meditativa ha bisogno di almeno 45 minuti al giorno per 6 giorni a settimana per funzionare.

Si tratta, quindi, di un percorso estremamente

impegnativo che necessita certamente di una buona motivazione.

Kabat-Zinn lo paragona all'allenamento dell'atleta che si esercita regolarmente, ogni giorno, con il bello e con il brutto tempo, sia se ne ha voglia sia se non ne ha.

In questi anni sono stati definiti vari protocolli basati sulla Mindfulness.

RIDUZIONE DELLO STRESS BASATA SULLA MINDFULNESS (MBSR)

Risale alla fine degli anni '70 del secolo scorso, ed è la prima applicazione della Mindfulness nella pratica clinica.

Fu messa a punto da **Jon Kabat-Zinn** all'Università del Massachusetts.

Si tratta di una applicazione della pratica della Mindfulness a pazienti con dolori fisici e psicologici per i quali la medicina ufficiale aveva dichiarato di non poter più far nulla.

Jon Kabat-Zinn, docente di Medicina al Massachusetts Institute of Technology e praticante la Meditazione buddhista da molti anni, arrivò alla conclusione che le pratiche della consapevolezza avrebbero potuto essere utili per quei pazienti che, dopo aver tentato e fallito le diverse cure farmacologiche disponibili, si erano sentiti dire dai loro medici di accettare il dolore e di conviverci, senza ricevere, peraltro, un aiuto a farlo con delle indicazioni su un modo efficace.

Secondo l'opinione di Kabat-Zinn le pratiche di

consapevolezza avrebbero potuto aiutare questo tipo di pazienti nel modificare la loro relazione con i sintomi, aumentando in tal modo la loro qualità di vita nonostante i sintomi stessi e, probabilmente, diminuire il dolore stesso.

Sin dall'inizio, il programma è concepito come percorso breve dove si apprendono le principali pratiche della meditazione consapevole in gruppo, fatto che permette ai partecipanti di rispecchiarsi negli altri partecipanti che hanno lo stesso problema, superando in questo modo l'isolamento di cui spesso soffrono.

Una parte dell'efficacia del protocollo è quindi da attribuire ai fattori generali del gruppo quali il mutuo aiuto e la condivisione, mentre l'altra parte è invece legata alla specificità della Mindfulness stessa.

La terapia in gruppo migliora il rapporto costi/benefici del programma, permettendo il trattamento di più persone contemporaneamente.

Nel tempo il programma è stato verificato sperimentalmente ed ha anche subito modifiche ed adattamenti per condizioni mediche e psicologiche diverse da quelle iniziali, come ad esempio per malattie quali la fibromialgia, i disturbi cardiocircolatori, le malattie oncologiche, i disturbi d'ansia e dell'umore.

Sono stati messi a punto anche corsi per operatori

sanitari (non solo per diventare conduttori) o per studenti universitari.

Nella sua tipicità la MBSR è un programma costituito da 8 incontri settimanali della durata di 2 ore e mezzo circa oltre ad un ritiro di 6-8 ore.

Oltre a questo, viene richiesto un impegno per la pratica formale di 45 minuti al giorno ed una pratica informale su una o più attività che permetta di generalizzare la pratica formale nella propria vita quotidiana [84],[85].

Di solito il gruppo è di 20-30 persone che si dedicano alle pratiche formali di cui abbiamo parlato in precedenza, cioè il body scan, la meditazione seduta e alcuni esercizi di Hatha Yoga.

Accanto a queste pratiche principali, il programma include la meditazione camminata, la meditazione *Metta* e una serie di pratiche di consapevolezza informale svolte su diverse attività quotidiane come il mangiare, il parlare, il relazionarsi, il lavarsi, e così via fino ad arrivare alla pratica informale su momenti di benessere e di malessere.

Inizialmente le pratiche di consapevolezza formale sono svolte prima in gruppo con il conduttore e in questa sede i partecipanti hanno modo di descrivere la propria esperienza e poi commentarla, accorgendosi così dei legami tra la propria esperienza e quella altrui.

Vengono infine fornite le registrazioni delle istruzioni da seguire a casa.

I corsi MBSR hanno la stessa struttura generale: nelle prime due sessioni si approfondisce il body scan, mentre nelle due successive si lavora con gli esercizi di Hatha Yoga e si inizia la meditazione seduta.

Negli incontri rimanenti si approfondiscono gli altri esercizi di meditazione seduta, aggiungendo alla meditazione sul respiro quella sul corpo, sui suoni, sui pensieri ed emozioni e per finire la consapevolezza aperta.

La struttura, quindi, si presta ad essere adattata ad esigenze diverse.

TERAPIA COGNITIVA BASATA SULLA MINDFULNESS (MBCT)

Nasce dall'incontro tra il protocollo MBSR e la Terapia Cognitivo-Comportamentale (TCC) applicata allo studio delle specificità dei pazienti vulnerabili alla ricaduta nei disturbi depressivi. La MBCT è un programma breve di 8 incontri di circa 2 ore svolti in gruppo al massimo 12 persone, cui si aggiunge un incontro individuale di selezione e motivazione dato che vengono accettati solo pazienti depressi non acuti e con forte motivazione e 4 incontri di follow-up nell'anno successivo al trattamento.

La MBCT nasce quindi con l'obiettivo di ridurre le ricadute nella depressione, unendo la Mindfulness così com'è insegnata da Kabat-Zinn e la TCC per la depressione.

La Mindfulness, quindi, potenzia l'efficacia che la TCC ha nella cura delle ricadute depressive.

Le diverse pratiche hanno varie differenze nei due programmi.

C'è un minor spazio per lo Yoga, mentre la meditazione seduta è introdotta prima, divenendo l'elemento fondamentale.

Con la MBCT si introduce un esercizio meditativo detto *"Lo spazio del respiro in tre minuti"*, che dura infatti tre minuti.

Questo esercizio può essere ripetuto più volte al giorno prima in momenti predeterminati della giornata e poi nelle situazioni di stress che possono innescare stati spiacevoli.

L'esercizio aiuta a portare consapevolezza proprio su questi stati spiacevoli, disinnescando la modalità automatica che potrebbe portare a una ricaduta.

La MBCT contiene diversi elementi di educazione psicologica riguardo al disturbo depressivo e sui suoi meccanismi patogeni oltre che esercizi e tecniche di TCC, come, ad esempio, l'individuazione dei pensieri automatici negativi. Il primo studio effettuato su un gruppo di 145 pazienti ha dimostrato una riduzione significativa di ricadute nella depressione, specialmente per quei pazienti che avevano sofferto precedentemente di almeno tre episodi depressivi [86].

Negli anni la MBCT è stata adattata a diversi disturbi, modificando gli elementi di educazione psicologica e di TCC per la depressione con quelli specifici per questi disturbi, quali i disturbi d'ansia, in particolare per il disturbo da attacchi di panico e per quello d'ansia generalizzato, per la depressione in fase acuta e per i sintomi residuali interepisodici nel disturbo bipolare.

Oltre a questi due protocolli, negli anni, sono stati sviluppati altri interventi basati sulla Mindfulness.

Interessante è la **Spiritual Self Focus Schema Therapy (SSFST)** che mette assieme la *Schema Focus Therapy* [87] con la tradizione buddista delle pratiche di consapevolezza ed è rivolta alla cura dell'abuso di sostanze e comportamenti rischiosi, ma soprattutto la **Mindfulness Based Relapse Prevention (MBRP)**, programma che mette insieme la pratica della meditazione con il tradizionale modello di prevenzione delle ricadute nell'uso di sostanze [88]. Lo scopo di questa pratica clinica è quello di aiutare i pazienti a:

"Vedere le cose per come sono"

invece di focalizzarsi sul futuro e mirare a:

"Ciò che deve ancora venire".

È proprio della visione buddhista sottolineare l'importanza e l'utilità di riconoscere, sentire ed accettare il disagio quando si manifesta, promuovendo la comprensione profonda del disagio stesso, invece di sfuggirlo.

Quindi accettazione e disponibilità invece del rimorso e del senso di colpa, favorendo la consapevolezza della natura mutevole degli eventi, consapevolezza che regala all'individuo un maggior senso di libertà e di scelta. Quello che manca a chi fa uso di sostanze.

B) YOGA

Lo Hatha Yoga, chiamato anche Via celere, insegna a dominare *l'energia cosmica* presente nell'uomo, manifesta come respiro e, quindi, ad acquisire un sicuro controllo di ciò che è più instabile e mobile che si possa immaginare, ovvero la mente, che è sempre irrequieta e pronta a distrarsi e divagare.

Chi segue l'Hatha Yoga, stando alla tradizione, non è più un uomo comune ma un Siddha, cioè un uomo perfetto. Ciò che permette di individuarlo come tale è, appunto, lo straordinario dominio sugli elementi al punto di poter cambiare per suo volere le condizioni stesse della vita.
Sebbene non sia strettamente necessaria la Meditazione quando si pratica l'Hatha Yoga, le due pratiche si supportano reciprocamente, potenziando sia la capacità di concentrarsi che quella di rilassarsi.
In base alla tradizione, la Meditazione Yoga è una metodica progettata per rivelare l'interconnessione esistente tra tutto ciò che vive. Questa unità fondamentale è chiamata Advaita. La Meditazione è la vera esperienza di questa unione.
Patañjali, filosofo indiano forse vissuto nel quarto secolo

a.C. ma per altri vissuto nel sesto secolo d.C., fondatore del sistema dello Yoga e autore degli Yoga Sutra, l'antico testo che stabilisce la pratica e la filosofia dello yoga, dà istruzioni su come meditare e descrive quali sono i fattori che costituiscono una pratica meditativa.

Nel primo capitolo del secondo Sutra l'autore stabilisce che lo Yoga (o unione) avviene quando la mente si acquieta.

La quiete della mente si crea portando il corpo, la mente ed i sensi in equilibrio, cosa che, a sua volta, rilassa il sistema nervoso.

Patañjali prosegue spiegando che la Meditazione inizia quando scopriamo che la nostra ricerca senza fine di possedere oggetti e la nostra continua bramosia per il piacere e la sicurezza, non possono mai essere soddisfatti.

Quando finalmente comprendiamo questo, la nostra ricerca esteriore diviene interiore e ci spostiamo così nel regno della Meditazione. In questo contesto la Meditazione (Dhyana) è definita più precisamente come uno stato di pura coscienza.

È il settimo stadio del percorso yogico e segue l'arte della concentrazione (Dharana). A sua volta Dhyana viene prima dello stato di finale liberazione o illuminazione (Samadhi).

Queste tre tappe, Concentrazione, Meditazione e Illuminazione, sono collettivamente chiamate con il nome di Samyama, la pratica interna o disciplina sottile del percorso yogico, mentre le prime quattro, cioè l'etica (Yama), l'auto-disciplina (Niyama), la postura (Asana) e il controllo del soffio vitale (Pranayama), sono considerate discipline esterne.

La quinta tappa è il ritiro dai sensi (Pratyahara), che sorge dalla pratica delle prime 4 tappe e collega la pratica esterna a quella interna.

Quando si è radicati fisicamente e mentalmente si è anche profondamente consapevoli dei propri sensi, ma allo stesso tempo se ne è liberi, non coinvolti. Senza questa capacità di essere allo stesso tempo distaccati ma attenti, la Meditazione non è possibile.

La Meditazione è qualcosa di più della concentrazione, trattandosi di una condizione ampliata di consapevolezza.

Concentrandoci, dirigiamo la mente verso qualcosa che appare un oggetto a se stante distinto da noi stessi, ci prendiamo confidenza e ci stabiliamo un contatto.

Per spostarsi nell'ambito della vera e propria Meditazione, però, dobbiamo essere coinvolti da questo oggetto e comunicare con esso.

Il risultato di questo scambio è, quindi, una profonda

consapevolezza che non c'è differenza tra noi, il soggetto e l'oggetto.

Questo ci porta alla liberazione o illuminazione o autorealizzazione (Samadhi).

Secondo i Sutra dello Yoga, il nostro dolore e la nostra sofferenza sono creati dall'alterata percezione che noi siamo separati dalla natura.

La comprensione che non ne siamo separati può essere esperita spontaneamente, senza sforzo, anche se molti necessitano invece di una guida. Il sistema ad otto tappe di Patañjali fornisce l'impianto che serve a questo fine.

Ovviamente nel corso dei secoli, o meglio dei millenni, si sono sviluppati numerosi stili diversi di Hatha Yoga, comunque in linea di massima possiamo dire che il primo livello della Meditazione consiste nel concentrarsi su di un oggetto specifico o determinare un punto di messa a fuoco sia con gli occhi aperti che chiusi.

Si tratta quindi di ripetere silenziosamente una parola o una frase o recitare una preghiera od un canto.

I punti di messa a fuoco comunemente raccomandati nella pratica Yoga consistono nella visualizzazione mentale di una immagine di una divinità o, con gli occhi aperti, di un oggetto come una candela accesa tenuta di fronte a se stessi.

L'attenzione può essere messa a fuoco anche osservando

o contando il proprio respiro e notando le proprie sensazioni corporee.

L'uso del suono.

Lo Yoga usa particolari suoni, frasi o affermazioni come punti di messa a fuoco, detti **Mantra**, parola che ha come radici *"Man"* = pensare e *"Tra"*, che suggerisce la *strumentalità*.

Il Mantra è quindi uno *strumento di pensiero*.

Anche il canto, una estensione del Mantra, è un mezzo per entrare nella Meditazione ed è conosciuto anche nella tradizione occidentale.

Più lungo di un Mantra, il canto implica sia il ritmo che l'intonazione. Molti principianti trovano molto utile l'uso di un Mantra, mentre il canto può mettere in difficoltà alcune persone.

L'uso dell' immaginazione

La visualizzazione è un altro metodo per meditare.

C'è chi visualizza un divinità o elementi naturali come i fiori o il mare, c'è chi visualizza una parte del corpo in associazione al colore del relativo Chakra, ma sostanzialmente qualsiasi oggetto va bene.

Fissare

Fissare un oggetto è un'altra possibilità ed anche in questo caso la scelta dell'oggetto è praticamente infinita anche se molti utilizzano una candela.

Gli occhi possono essere completamente aperti o parzialmente socchiusi.

Respirazione

Il respiro è un'altro modo per focalizzare l'attenzione, contando gli atti respiratori.

Fondamentalmente, comunque, meditare sul respiro significa osservare il respiro per come è, osservandone ogni sfumatura ed ogni sensazione che si produce.

Divenire consapevoli di questi dettagli significa anche non giudicarli in nessun modo, rimanendone distaccati mentre li si osservano.

Questo tipo di meditazione basata sul respiro è, come abbiamo detto, tipica anche della Mindfulness.

Sensazioni fisiche

Anche meditare osservando le proprie sensazioni fisiche richiede la stessa attenzione non giudicante di cui abbiamo parlato nella respirazione.

È anche possibile focalizzare l'attenzione anche su particolari sensazioni o aree di fastidio.

LA MEDITAZIONE PUÒ AVVENIRE IN VARIE POSIZIONI

Seduti

Questa è la posizione più comunemente usata. Esistono comunque varie pose classiche, da quella a gambe semplicemente incrociate alla posizione del loto per i più esperti.

Va comunque altrettanto bene stare seduti su una sedia.

La cosa importante è che la colonna rimanga in posizione eretta.

Spesso si usa un cuscino per rialzare la posizione e tenere le ginocchia rivolte verso il pavimento. Si respira in modo libero e naturale con occhi aperti o chiusi a seconda della tecnica in uso.

Camminando

Si cammina in modo lento ed attento in modo da focalizzare l'attenzione su ogni singolo passo. Destinazione, distanza e passo sono incidentali. Anche se la Meditazione camminando può essere compiuta ovunque, è consigliato farlo in un posto che piace, ad esempio in un ambiente naturale. Anche questo è simile a quanto anzidetto riguardo alla Mindfulness.

La Meditazione è quindi il pieno coinvolgimento nell'atto di camminare.

In piedi

Anche questa forma di Meditazione, peraltro simile ad alcuni punti del Qigong di cui si parla nell'apposito paragrafo, è spesso prediletta da quei praticanti che ritengono utile anche per sviluppare forza fisica, mentale e spirituale.

Viene praticata con i piedi che distano tra loro quanto la larghezza delle spalle, mentre i ginocchi sono leggermente flessi e rilassati e le braccia scendono lungo il tronco.

Si verifica che tutto il corpo sia allineato, mentre le spalle cadono verso il basso e all'indietro. Il collo è allungato e la testa è come se galleggiasse sopra il collo, mentre il mento è parallelo al pavimento.

Anche in questo caso gli occhi possono essere sia aperti che chiusi.

Sdraiati

Anche se spesso associata al rilassamento, questa classica posizione (Savasana) è usata anche per la meditazione.

Si giace sdraiati sulla schiena con le braccia ai lati e le palme rivolte verso l'alto. Si toccano i talloni assieme lasciando cadere lateralmente i piedi.

Anche se, come nelle altre posizioni, gli occhi possono stare sia aperti che chiusi, molti preferiscono tenerli aperti perché questa posizione, per sua natura più rilassante delle altre, richiede un livello maggiore di vigilanza per rimanere svegli e focalizzati se si chiudono gli occhi [89].

C) QIGONG E TAI CHI

Il Qigong ha un'origine certamente più remota del Tai Chi ed è una disciplina originale che incorpora molte pratiche volte a coltivare l'integrità funzionale e lo sviluppo dell'essenza vitale che i cinesi chiamano Qi.

Entrambe le pratiche, comunque, includono un'ampia gamma di movimenti fisici inclusi movimenti simili ad una danza, lenti, fluidi e meditativi, ma anche posizioni di meditazione seduti o in piedi così come scuotimenti del corpo sia dolci che vigorosi.

Entrambe le pratiche prevedono la regolazione volontaria sia del respiro che della mente in coordinazione con la regolazione del corpo.

Qigong e Tai Chi sono entrambi basati sui principi teorici della Medicina Tradizionale Cinese ed hanno tra gli scopi fondamentali il mantenimento della salute attraverso un accrescimento del Qi secondo il principio:

"Fai attenzione al corpo ed al respiro e quindi libera la mente per distillare l'elisir Celeste interno".

Questa combinazione di auto-consapevolezza ed auto-correzione della postura e del movimento corporeo, il flusso del respiro e l'acquietamento della mente, sono ritenuti in grado di attivare le capacità auto regolative e di autoguarigione dell'organismo, stimolando il rilascio di neurormoni, oltre ad una ampia gamma di meccanismi di guarigione messi in moto dalla volontaria integrazione corpo/mente.

Nonostante le numerose varianti non è difficile rintracciare in queste due discipline gli stessi principi e gli stessi elementi di pratica, motivo per il quale vengono qui trattate assieme.

Il termine Qigong, tradotto grossolanamente, significa:

coltivare o accrescere l'essenza intrinseca dell'essere umano.

La sua origine è considerata contemporanea a quella di alcune delle più antiche pratiche mediche e di guarigione dell'Asia, tanto che il Qigong può essere considerato una delle radici storiche della Medicina Tradizionale Cinese con una tradizione di circa 5000 anni.

Gli esercizi consistono in una serie di pratiche armoniche che includono posture/movimenti corporei, pratiche di respirazione e di meditazione, tutte volte a migliorare il funzionamento del Qi attraverso il raggiungimento di stati profondamente concentrati e rilassati [90].

Come abbiamo visto, quindi, se molto importanti sono le tecniche di respirazione e l'esercizio fisico, ancora maggiore importanza è rivestita dalla Meditazione.

Come ebbe a dire Qiu Chuji (1148-1227), fondatore della

setta taoista di Long Men, la pratica deve essere:

"Per sette parti attenzione alla propria natura e per tre parti esercizio del proprio corpo".

È quindi evidente anche nel Qigong l'importanza di guidare la mente nella quiete o in uno stato di stabile contemplazione, *al qual fine furono sviluppati numerosi metodi.*

Tra i Taoisti e, di fatto, tra tutti i moderni cultori, il metodo più diffuso è quello di *Concentrarsi sull'unità*, indicando così inizialmente la concentrazione della mente sulla grande Unità della Natura che è il Tao.

Col tempo ha assunto diversi significati ed è frequentemente usata per esprimere il fissare l'attenzione su un punto del proprio corpo in modo da eliminare ogni altra distrazione e portare la mente in uno stato di calma e di concentrazione.

Il punto più comune scelto è il *Dantian* inferiore, sebbene siano usati anche quelli medio e superiore, il canale ausiliare *Du mai* (di fatto l'intero Piccolo circuito *microcosmico* può essere scelto per Concentrarsi sull'unità il centro delle palme delle mani e delle piante dei piedi, etc[91].

-vedi appendice 1-

Un metodo popolare tra i Taoisti fin dalle origini era quello di *"Sedersi nella dimenticanza"* o, come scrisse Zhuāngzǐ, filosofo cinese vissuto tra il 369 ed il 286 a.C.:

"Con il corpo e le membra rilassati, la percezione dei sensi controllata, distaccato da ogni forma, e allontanata ogni conoscenza, stare insieme alla Grande Comunicazione: questo si chiama sedersi nella dimenticanza".

Il Termine Tai Chi può essere tradotto come: *"Gran finale"* e nella cultura Cinese esprime una nozione che descrive il mondo naturale, cioè l'Universo, nello stato spontaneo di equilibrio dinamico tra fenomeni mutualmente interattivi, incluso l'equilibrio tra chiaro e scuro, movimento e staticità, onde e particelle.

È stato sviluppato sia come arte marziale sia come forma di Meditazione in movimento.

La pratica del Tai Chi come *Meditazione in movimento* dovrebbe elicitare un equilibrio funzionale interno volto alla guarigione, alla neutralizzazione dello stress, alla longevità ed alla tranquillità personale, ma anche a potenziare funzioni fisiologiche e psicologiche. Il fattore che maggiormente pare distinguere il Tai Chi dal Qigong è che il primo è tipicamente eseguito come una complessa serie di movimenti, altamente coreografici, mentre il Qigong terapeutico è più semplice, facile da imparare e nel complesso è una pratica più ripetitiva.

In ogni caso anche le forme più lunghe di Tai Chi includono molti movimenti simili agli esercizi di

Qigong.

Le routine più lunghe del Tai Chi includono esercizi di Qigong come forme di riscaldamento, enfatizzando gli stessi principi fondamentali della pratica, cioè le tre regolazioni dell'attenzione al corpo, al respiro ed alla mente.

SPERIMENTARE

Mantenere una routine di meditazione coerente può sembrare una sfida, considerando le esigenze della vita quotidiana.

Sembra difficile sedersi sul cuscino o una sedia, dati tutti i richiami che impediscono di concentrarsi.

Da un lato, mantenere una pratica di meditazione nella vita moderna può sembrare quasi antitetico.

Dall'altro, questo è esattamente lo scopo della pratica della meditazione.

Lo scopo della meditazione è aiutarci a vedere la nostra situazione così com'è.

Non si tratta, quindi, di creare l'atmosfera perfetta o di aspettare il momento perfetto.

La meditazione è semplicemente l'atto di stare con ciò che è.

Se il fatto di stare seduto mi provoca frustrazione... perfetto, mi siedo con essa.

Questo significa che non sto usando la meditazione come un modo per *"aggiustare"* i miei sentimenti, ma come un modo per stare con loro. Stare con i nostri sentimenti può essere difficile, davvero difficile, visto che le distrazioni che incontriamo e che ci trattengono dalla nostra pratica sono solo un pretesto.

La nostra mente farà qualsiasi cosa per evitare di stare ferma e sentire i nostri sentimenti, che si tratti di correre in bagno un'ultima volta, ricordando improvvisamente che abbiamo il bucato nell'asciugatrice o qualsiasi altra cosa che ci allontana dal momento presente.

Molti pensano che la meditazione svuoti la mente.

Sebbene questa idea sia spesso associata alla meditazione, in realtà è considerata il frutto o il risultato più alto della pratica nella maggior parte delle tradizioni, non la pratica stessa.

Sedersi a meditare con l'aspettativa di svuotare la mente è un po' come sedersi al pianoforte per la prima volta e aspettarsi di suonare spontaneamente una sonata. Piuttosto irrealistico.

Esistono alcune tecniche semplici per iniziare a lavorare con la mente per insegnarle lentamente a stabilizzarsi, piuttosto che aspettarsi che scompaia del tutto.

Visualizzazione

È un modo per lavorare con l'immaginazione durante la meditazione.

È particolarmente bello per le persone che hanno un'immaginazione attiva e che amano sognare ad occhi aperti, poiché è un territorio familiare con cui la mente può lavorare.

La visualizzazione si presenta in molte forme, ad esempio si possono visualizzare colori specifici che sorgono nel corpo o vedersi in un ambiente naturale e pacifico.

Possiamo anche visualizzare un eroe, un mentore o una divinità con cui ci si sente in una connessione speciale.

Solo un esempio potrebbe essere quello di visualizzare la sagoma del proprio corpo seduto in qualsiasi posizione di meditazione in cui ci si trova.

Guarda la forma delle gambe, del busto, delle braccia e della testa.

Senti il corpo occupare lo spazio. Senti la forma del corpo e l'aria sulla pelle.

Poi una luce rossa sorge all'interno del corpo, come una borsa di seta rossa con la luce del sole che scorre attraverso di essa.

Immagina che la luce rossa sia brillante oltre ogni sfumatura di rosso che tu abbia mai visto. Guarda quella luce rossa permeare ogni centimetro del corpo, riempiendo la tua silhouette di luce rosso rubino.

Diventa sempre più luminoso, diffondendosi oltre i limiti del corpo e raggiungendo tutto il tempo e lo spazio.

Puoi praticare questa meditazione per tutto il tempo voluto, concentrandoti sul rendere la luce più luminosa ad ogni respiro.

Dirlo a voce alta

Meditare non significa stare in silenzio, dato che *Mantra* e canti sono stati usati fin dalla antichità.

Probabilmente il canto più noto associato alla meditazione è "om" o "aum".

"Om" non è tecnicamente una parola, ma ha ancora un significato emotivamente ricco. È anche un ottimo canto.

Canto

Cantare sintonizza automaticamente sul respiro perché si devono riempire i polmoni prima che ogni canto venga emesso.

Fondamentale è la vibrazione che permea tutto il corpo mentre si canta.

Ci si può concentrare su un'area specifica che trattiene la tensione, come la testa o il cuore, concentrando la vibrazione del canto in quella zona del corpo.

Il canto continuo di "**om**", estraendo la vocale e il suono della consonante in modo che il canto duri almeno 10 secondi. Quando finisce il primo "om", si inspira e si ricomincia.

Ad ogni canto si sente la vibrazione che si diffonde in tutto il corpo.

Puoi giocare concentrandolo su aree specifiche che si

sentono tese, immaginando che quando la vibrazione tocca ogni area del corpo, la tensione si allenti.

Contare

Alcuni preferiscono il conteggio.

Tutto quello che si deve fare per usare questa tecnica è contare ogni respiro da 1 a 10.

Una volta raggiunto il 10, si ricomincia.

Questo può essere un esercizio per migliorare la concentrazione.

Concentrarsi sulle sensazioni

Una meditazione per radicarsi è concentrarsi sul proprio corpo.

Da seduto o in piedi cerca di prendere coscienza della postura.

La mia colonna vertebrale è dritta? Il mio piede si è addormentato e non me ne sono accorto? Anche solo questo piccolo pizzico di consapevolezza è una mini pratica di meditazione.

È piuttosto notevole quante sensazioni si verificano nel corpo in un dato momento se ci sintonizziamo su di esse.

Questo tipo di pratica può aiutarci a connetterci più profondamente con i nostri corpi e trovare accettazione per loro, soprattutto se a volte ci sentiamo spaventati o ansiosi per le sensazioni che emergono.

Forse alcune parti del corpo si sentono pesanti o intorpidite, mentre altre si sentono leggere e ariose.

Alcune parti del corpo possono anche essere calde o fredde.

Muoversi

Possiamo sfruttare una passeggiata fuori casa, iniziando la camminata lentamente, come camminando al rallentatore.

Mentre inspiri, inizia a staccare lentamente il piede destro da terra iniziando dal tallone e procedendo verso la pianta del piede. Prenditi il tuo tempo prima di sollevare completamente le dita dei piedi.

Mentre espiri, inizia ad abbassare il piede destro davanti a te.

Lascia che le dita dei piedi tocchino per prime, quindi abbassa lentamente la pianta del piede e infine il tallone.

La maggior parte di noi cammina appoggiando prima i talloni, quindi questo richiede un po' di consapevolezza in più.

Si ripete da destra a sinistra per tutta la durata della camminata.

Utile notare se inizi ad accelerare o perdi la connessione con le sensazioni nei piedi mentre toccano il suolo.

La meditazione non deve necessariamente essere lunga, ma anche una breve pratica ha dei vantaggi e le pratiche lunghe potrebbero non avere ulteriori vantaggi.

Brevi sessioni di meditazione sono anche molto più pratiche.

A volte, semplicemente fare una pausa nel tuo lavoro per fare alcuni respiri profondi può essere una piccola pausa di consapevolezza nel bel mezzo della giornata.

Puoi iniziare con soli 5 minuti e man mano salire lentamente fino a quando non rimani seduto per 20 minuti.

La meditazione non è pensata per essere faticosa. Non devi costringere la mente a stare ferma, non è possibile.

La mente è praticamente come un bambino. Farà quello che farà.

Il modo migliore per lavorarci è reindirizzarla verso attività più positive finché non impara a sistemarsi da sola.

Essere ambiziosi riguardo alla pratica di meditazione in realtà non ti porterà da nessuna parte.

Ascolta i segnali del tuo corpo per scoprire quale metodo è più adatto per te.

Dopotutto, la meditazione riguarda l'accettazione di ciò

che è e l'essere flessibili è fondamentale.

Avvicinarsi alla pratica con un atteggiamento flessibile e sperimentare per trovare ciò che funziona meglio, può aiutarti a rendere la meditazione una parte realistica della tua vita.

APPENDICE 1. DANTIAN

Dantian o Campo di cinabro, nella fisiologia della Medicina tradizionale cinese è il luogo nel corpo dove il Chi viene conservato, accumulato e dal quale poi si irradia nei diversi meridiani del corpo.

Se ne distinguono 3, **il Superiore, il Medio e l'Inferiore**, dai quali, secondo la tradizione Taoista ed il Qigong, vengono tratte le energie necessarie alla vita ed alla salute grazie alla circolazione del Qi e del sangue.

Il Canale Du mai o Vaso Governatore, detto anche Mare dello Yang, perché connesso con tutti i meridiani Yang, in continuazione con il Canale Ren mai o Vaso di Concezione, detto anche mare dello Yin, perché connesso con tutti i meridiani Yin, costituisce il Piccolo Circuito Celeste. Nella visione Taoista la conduzione volontaria del Qi lungo questo circuito ha lo scopo di conservare e rinforzare l'energia vitale.

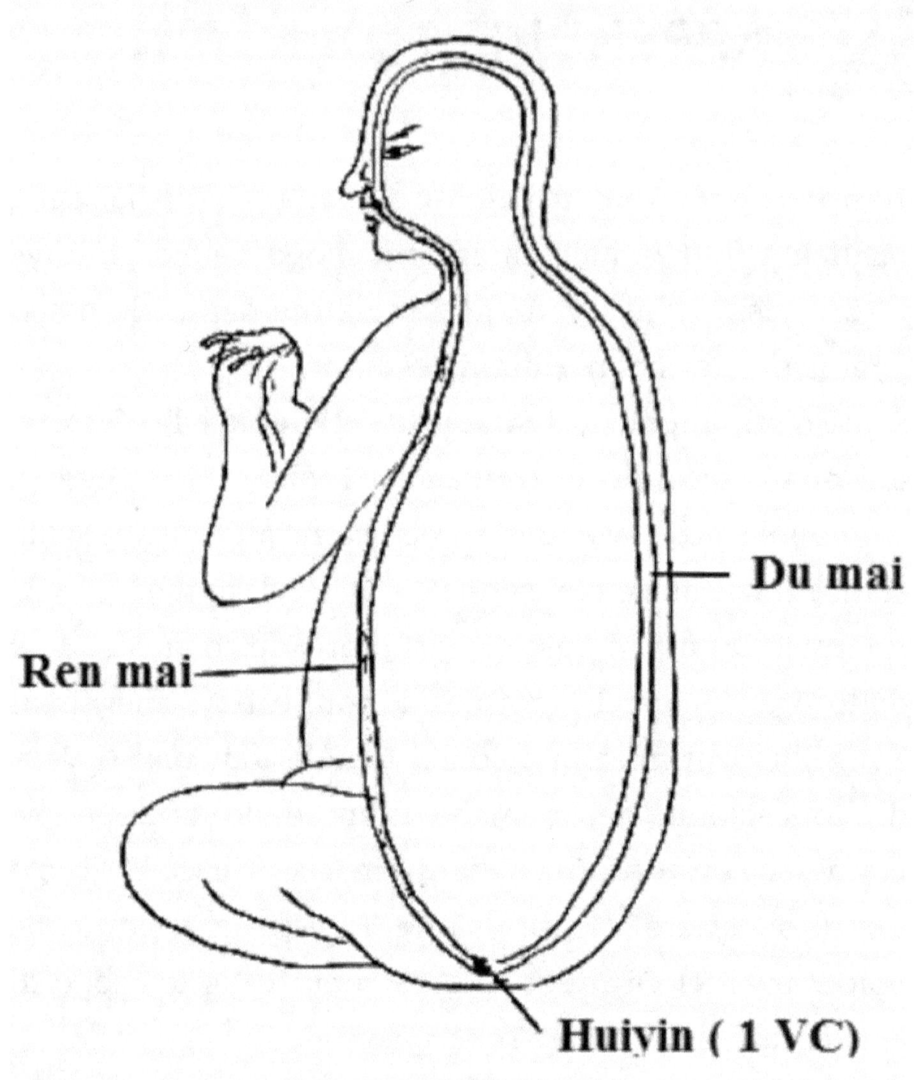

Questo si può ottenere con vari esercizi:

1) Fare il vuoto di spirito eliminando preoccupazioni, desideri, passioni...

2) Acquisire la pace dell'anima.

3) Conservare la volontà senza disperderla.

4) Concentrare l'attenzione sulla circolazione dell'energia vitale nel Remai e nel Dumai.

5) Far circolare assieme queste energie dall'alto in basso, dal naso fino a Huiyin (1 VC) su tutto il tragitto del Remai.

6) Poi far rimontare questa energia lungo il dorso seguendo il tragitto del Dumai.

APPENDICE 2. MEDITAZIONE SEDUTA

Possiamo considerare la meditazione seduta è un po' il nucleo della meditazione.

Se respirare e stare seduti è un qualcosa di estremamente familiare per tutti, sedere e respirare in maniera Mindful significa compiere queste semplici attività in modo consapevole.

Sarà quindi opportuno avere a disposizione un tempo ed un luogo per il *non fare*, adottando coscientemente una posizione del corpo vigile e rilassata in modo da sentirsi relativamente comodi senza doversi muovere e quindi rimanere in una disposizione di calma accettazione del presente.

È utile adottare una postura composta, a schiena eretta, con testa, collo e schiena allineati verticalmente, permettendo così al respiro di fluire più facilmente.

Questa posizione è anche una manifestazione fisica dell'attitudine interna di fiducia in se stessi, di autoaccettazione ed attenzione vigile che stiamo coltivando.

La meditazione seduta può essere praticata sia su una

sedia che sul pavimento.

Se si sceglie la sedia, l'ideale è usarne una che abbia lo schienale diritto e che permetta ai piedi di poggiare piatti sul pavimento.

È preferibile, se possibile, staccarsi dallo schienale in modo che la colonna vertebrale si autosostenga (**Fig.1**), ma se questo non fosse possibile, va bene anche stare appoggiati.

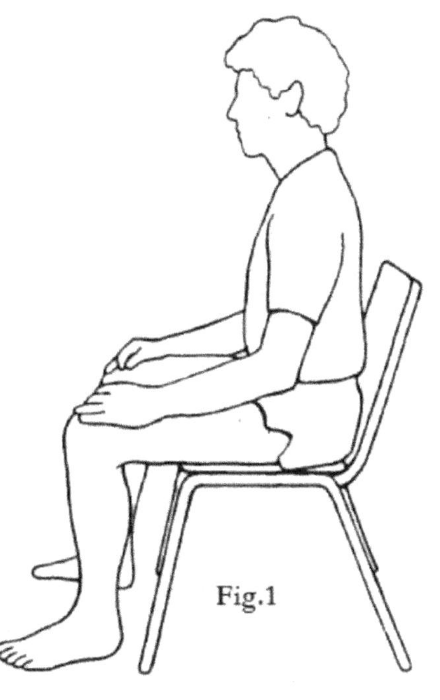

Fig.1

Se invece si sceglie di sedere sul pavimento, è bene utilizzare un cuscino solido e spesso che

sollevi il sedere tra i 10 ed i 15 centimetri dal pavimento.

Esistono appositi cuscini da meditazione,

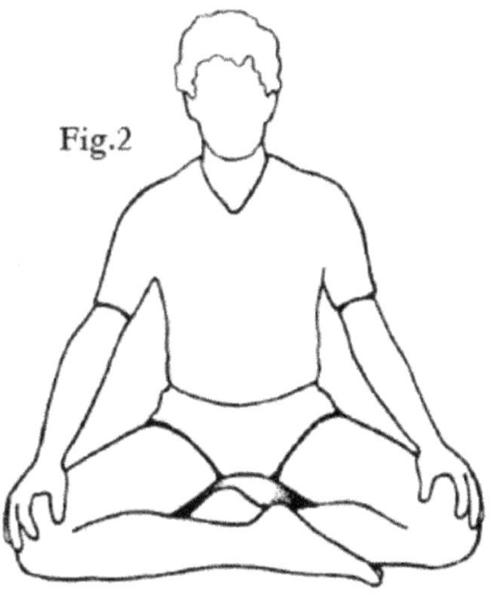

Fig.2

Zafu, facilmente reperibili.

Ci sono varie posture sedute a gambe incrociate

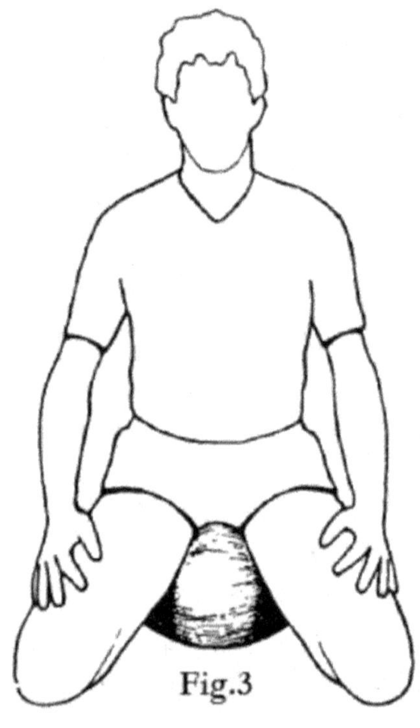

Fig.3

che alcune persone usano per sedere per terra, posture che dipendono dalla flessibilità delle gambe e dei ginocchi e da una scelta personale (**Fig.2,3**).

Il fatto di sedere sul pavimento può dare una sensazione rassicurante di essere *"radicato"* ed autosufficiente nella posizione di meditazione, ma non è indispensabile meditare sedendo al suolo o a gambe incrociate.

In ultima analisi non è importante come si siede, ma la sincerità di quello che stiamo facendo. Sia che si scelga il pavimento che la sedia, la postura è molto importante nella pratica della meditazione dato che può essere un supporto esterno nel coltivare una attitudine interna di dignità, pazienza, ed autoaccettazione.

Ricordiamo di tenere schiena, collo e testa allineati in verticale, rilassando le spalle e con le mani in un posizione confortevole.

Di solito le si mettono sui ginocchi o le si fanno appoggiare in grembo con le dita della sinistra su quelle della destra mentre i pollici si toccano.

A questo punto cominciamo a fare attenzione al respiro, sentendolo entrare e sentendolo uscire fermi nel presente, respiro dopo respiro. è quindi essenziale essere consapevoli di ogni nostro respiro, osservando e percependo tutte le sensazioni associate al respiro stesso.

Fare questo è semplice e complesso al tempo stesso dato che, specialmente nei primi tempi, il corpo e la mente cercano di svicolare e chiedono altro, come modificare la postura o fare proprio altro.

Dobbiamo essere consapevoli che questo è inevitabile, ma l'auto-osservazione è particolarmente utile e fruttuosa.

Di solito c'è una sincronia tra mente e corpo e se la prima *si muove*, anche il secondo si muove. Così, come dice Kabat Zinn, se la mente si annoia, il corpo viene attivato per cercare attorno a sé qualcosa da fare per soddisfare la mente.

In pratica è come se ci fosse un bisogno di essere intrattenuti tutte le volte che c'è un momento *vuoto*.

La pratica della meditazione consiste nell'osservare l'impulso a muoversi ed i pensieri che arrivano alla mente.

Non respingerli o criticarli, ma semplicemente

osservarli e, invece di alzarsi e muoversi, riportiamo gentilmente e fermamente l'attenzione all'addome che si gonfia e sgonfia al ritmo del respiro, continuando ad osservare questo, momento per momento.

Non importa quante volte la mente si allontana.

Tutte le volte la riportiamo all'attenzione del respiro.

È proprio facendo questo che si addestra la mente ad essere meno reattiva e più stabile, accettando ogni momento per come viene, senza giudicarlo.

La pratica costante rafforza la mente, sviluppando la pazienza e la capacità di non giudicare.

Quando ci si siede per meditare, praticamente tutto porta la nostra attenzione lontano dal respiro. Il corpo è una delle prime fonti di distrazione dato che in qualsiasi posizione ci si sieda, dopo un poco cominceremo ad avvertire qualche fastidio.

Praticando però la meditazione si rivela utile resistere all'impulso di cambiare posizione, dirigendo invece la nostra attenzione a queste sensazioni di fastidio, dando loro il benvenuto, perche nel momento che queste sensazioni divengono la nostra esperienza del momento presente giungendo alla nostra consapevolezza, sono così oggetti degni della nostra osservazione ed indagine in sé per sé.

Proprio queste sensazioni fastidiose ci danno

l'opportunità di osservare   sia le nostre reazioni automatiche quanto l'intero processo che si innesca quando la mente perde il suo equilibrio e diviene agitata dopo essersi allontanata dal respiro.

In questo modo i vari fastidi del corpo, le tensioni muscolari ed articolari invece di essere delle distrazioni, divengono fonte di consapevolezza e sono accettate per quello che sono senza cercare di scacciarle.

Le sensazioni corporee divengono quindi degli alleati che permettono di sapere qualcosa di noi stessi e ci possono aiutare a sviluppare la nostra capacità di concentrazione, la calma e la consapevolezza , piuttosto che divenire frustranti impedimenti nel compito di seguire il respiro.

Si impara così a dare il benvenuto a qualsiasi cosa si presenti, continuando a respirare con essa.

E anche se dobbiamo poi modificare la posizione per ridurre il fastidio, faremo questo in maniera Mindful, con la consapevolezza momento per momento dei nostri movimenti.

Rilassarsi con sensazioni di fastidio qualche volta riduce l'intensità del dolore e comunque, che questo avvenga o meno, con il proseguire della pratica si sviluppa un senso di calma e di serenità che tornerà utile nel fronteggiare differenti imprese e situazioni di stress così come il dolore.

Oltre alle sensazioni fastidiose o dolorose, il pensiero è un'altra occasione di distrazione dall'attenzione alla respirazione.

È come se la mente si rifiutasse di cooperare dall'osservare il respiro momento per momento. Quando si comincia a prestare attenzione al respiro ci si rende conto di venire investiti da una corrente ininterrotta di pensieri indipendenti dalla nostra volontà.

Niente di strano, la mente è così, succede a tutti.

L'importante è ricordarsi sempre di tornare al respiro indipendentemente da dove sia andata a finire la mente, indipendentemente dal fatto che i pensieri che ci avvolgono siano o non siano importanti per noi.

Nel momento in cui torniamo con l'attenzione al respiro, verifichiamo anche se la nostra postura è corretta o se si è modificata a causa della perdita della consapevolezza.

Tutti i pensieri che irrompono durante la meditazione sono trattati tutti allo stesso modo, indipendentemente dal loro contenuto.

Li lasciamo cioè andare via sia che siano importante sia che siano insignificanti, senza giudicarli.

Semplicemente li osserviamo per quello che sono, dei pensieri, eventi che appaiono nel campo della nostra consapevolezza, lasciandoli intenzionalmente andare via.

Lasciarli andare non significa sopprimerli.

L'arrivo dei pensieri nel corso della meditazione non è qualcosa di sbagliato o indesiderabile; ciò che conta è l'essere consapevoli dei pensieri stessi, osservandoli per quel che sono, pensieri, appunto, e non una parte di noi o la *realtà*.

Questa pratica di riconoscere i pensieri per quel che sono, durante la meditazione, ci aiuta a non vivere in una realtà distorta dai pensieri stessi e ci permette di vedere in modo più chiaro e gestire meglio la nostra vita.

Man mano che la mente sviluppa stabilità ed è meno catturata dalla tirannia dei pensieri, si fortifica l'abilità della mente stessa a concentrarsi e ad essere calma.

Tutte le volte che ci rendiamo conto che un pensiero non è altro che un pensiero e siamo capaci di registrare il suo contenuto per poi lasciarlo andare per tornare all'attenzione al nostro respiro ed all'attenzione al nostro corpo, stiamo fortificando la nostra consapevolezza.

Questo, in fondo, significa conoscerci meglio ed accettarci maggiormente per come siamo e non per come vorremmo essere.

Queste semplici istruzioni su come porre l' attenzione consapevole e non giudicante all'esperienza del momento permette di capire l' infondatezza della credenza secondo cui la Mindfulness sarebbe una specie di trance o comunque uno stato alterato di coscienza.

Proprio all'opposto, grazie alla Mindfulness, si cerca di mantenersi *"svegli"* e di accorgersi di eventuali alterazioni della coscienza, quando questa è l'esperienza del momento, e di ritornare ad una attenzione consapevole.

Proprio la pratica della Mindfulness permette di correggere anche un'altra idea errata, ovvero che essa sia un modo per fuggire dalla realtà magari astraendosi in pensieri elevati e sublimi.

Come abbiamo detto, al contrario, ci si addestra a stare con la realtà, dolorosa o piacevole che sia e con qualsiasi pensiero arrivi senza cercare di cambiarlo o giudicarlo.

Non ci sono, infatti, pensieri migliori o peggiori, ma solo pensieri che sono vissuti per quello che sono, cioè stati della mente transitori con cui si può avere una relazione più accettante e decentrata.

Va anche notato come la meditazione, contrariamente a quello che spesso si crede, non è una tecnica di rilassamento proprio perché non si cerca nessun risultato e quindi neppure il rilassamento.

Il rilassamento con la meditazione può quindi arrivare come no, la pratica va comunque bene, a differenza di quello che avviene con tecniche di rilassamento tipo il **Training Autogeno** in cui, se il rilassamento non arriva, significa che qualcosa non sta funzionando.

Allo stesso modo la Meditazione Mindful non è neppure un metodo per tirarsi su, anche se molte ricerche hanno dimostrato come porti un maggior benessere, questo risultato non viene ricercato.

È quindi fondamentale che chi si accosta alla Meditazione Mindful riconosca le intenzioni e le motivazioni che lo avvicinano alla pratica, lasciandole andare via.

tratto ed adattato da : Kabat-Zinn J. (1990). Full catastrophe living : using the wisdom of your body and mind to face stress, pain and illness. Dell Publishing, New York. Tr. it. Vivere momento per momento. Sconfiggere lo stress, il dolore, l'ansia e la malattia con la saggezza di corpo e mente. Corbaccio editore, Milano 20

APPENDICE 3. MINDFUL ATTENTION AND AWARENESS SCALE

Esperienza giorno per giorno

Istruzioni: Sotto troverete una raccolta di affermazioni sulla vostra esperienza quotidiana. Usando la sottostante scala da 1 a 6 indicate quanto spesso o di rado avete al momento ciascun tipo di esperienza.

Per favore, rispondete in base a ciò che realmente riflette la vostra esperienza, piuttosto che in base a come pensate che la vostra esperienza dovrebbe essere.

Trattate ogni voce indipendentemente da tutte le altre voci.

1 praticamente sempre	2 molto spesso	3 piuttosto spesso	4 piuttosto di rado	5 molto di rado	6 praticamente mai					
Potrei star sperimentando qualche emozione e non essere cosciente di essa se non dopo un poco di tempo					1	2	3	4	5	6
Mi capita di rompere o far cadere cose per noncuranza, non facendo attenzione o pensando ad altro					1	2	3	4	5	6
Trovo difficile fare attenzione sul ciò che sta avvenendo nel presente					1	2	3	4	5	6
Tendo a camminare velocemente per andare dove sto andando senza fare attenzione a ciò che sperimento lungo la strada					1	2	3	4	5	6
Tendo a non notare sensazioni di tensione fisica o malesseri fino a che non catturano davvero la mia attenzione					1	2	3	4	5	6
Dimentico il nome di una persona non appena che mi viene detto per laa prima volta					1	2	3	4	5	6
Sembra che io stia "andando in automatico" senza molta consapevolezza di ciò che sto facendo					1	2	3	4	5	6
Mi precipito attraverso varie attività, senza prestar loro una vera attenzione					1	2	3	4	5	6
Sono così focalizzato sulla meta che voglio portare a termine che perdo il contatto con ciò che sto facendo ora per riuscirci					1	2	3	4	5	6
Svolgo lavori o compiti automaticamente, senza essere consapevole di ciò che sto facendo					1	2	3	4	5	6
Mi trovo ad ascoltare qualcuno con un orecchio, facendo qualche altra cosa allo stesso tempo					1	2	3	4	5	6
Vado nei posti con il "pilota automatico" e poi mi chiedo perché ci sono andato					1	2	3	4	5	6
Mi ritrovo ad essere preoccupato del futuro o del passato					1	2	3	4	5	6
Mi ritrovo a fare cose senza farci attenzione					1	2	3	4	5	6
Faccio degli spuntini senza rendermi conto che sto mangiando					1	2	3	4	5	6
				TOT						

Punteggio MAAS. Per ottenere il punteggio del test, fare la somma dei punti ottenuti, dividendo per 15. Un punteggio più alto riflette un maggior livello di attitudine alla consapevolezza

CHI SONO IO

Sono un Nutrizionista ed uno Psicologo.

Ho lavorato per oltre 30 anni in vari ambulatori della Toscana nel settore nutrizione, anche con persone con Disturbi del Comportamento Alimentare.

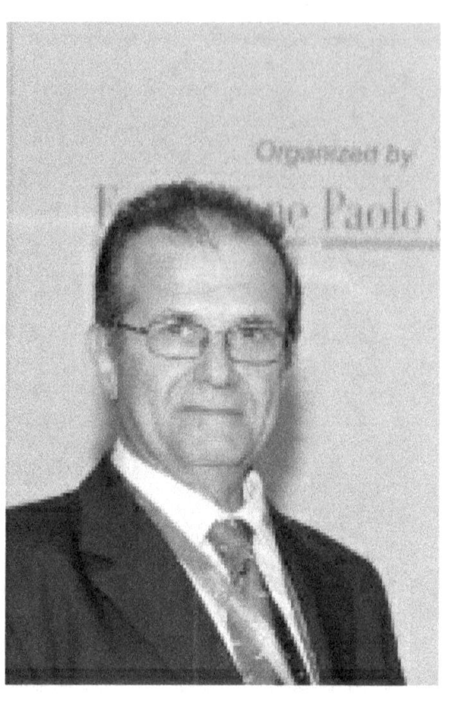

Sono stato professore a contratto presso la Facoltà di Medicina dell'Università di Pisa d in altre.

Continuo ad effettuare consulenze online tramite il mio sito:

www.dietazonaonline.com

Per saperne più su di me puoi andare al mio curriculum https://dietazonaonline.com/ curriculum-vitae-dott-buracchi

Se vuoi mi puoi scrivere a g.buracchi@gmail.com anche per consigli sui Fiori di Bach

Se ti interessano altri miei libri di alimentazione, salute naturale, psicologia e romanzi mi trovi su Amazon

https://www.amazon.it/s?k=gabriele+buracchi

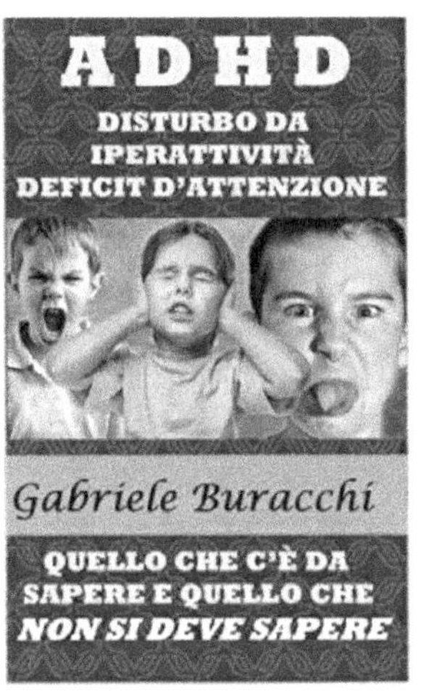

https://www.amazon.it/dp/ B0BT4WC9RN

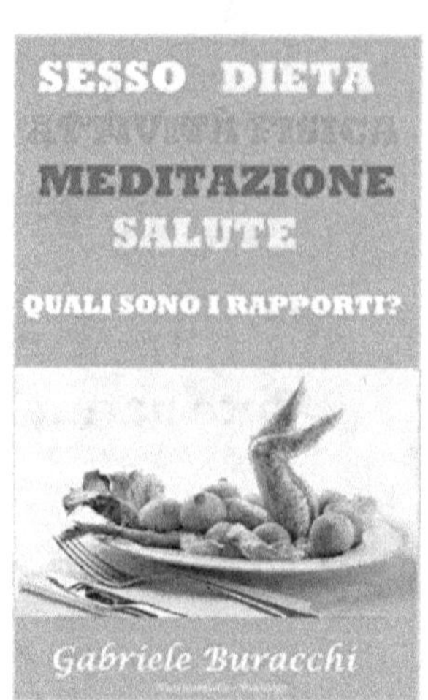

**https://www.amazon.it/dp/
B0BVRLTS45**

**https://www.amazon.it/dp/
B0BSV6PWJV**

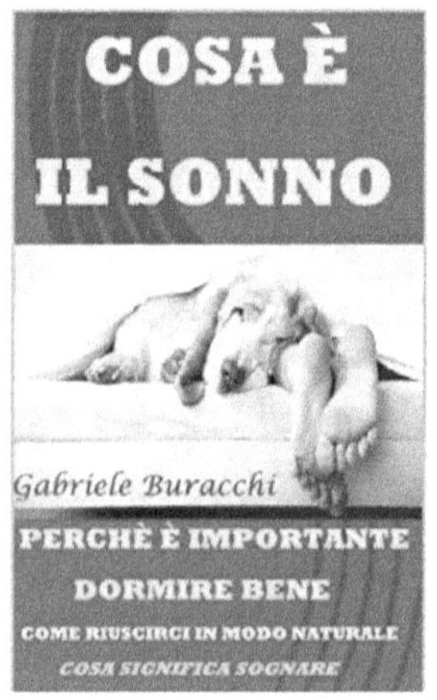

https://www.amazon.it/dp/ B0BF2HCKND

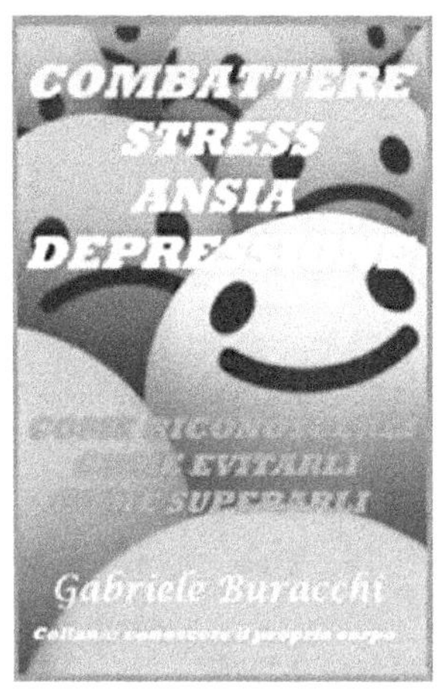

BIBLIOGRAFIA

[1] COMBATTERE STRESS ANSIA DEPRESSIONE: COME RICONOSCERLI COME

EVITARLI COME SUPERARLI https://www.amazon.it/dp/B0BF3FZBFH

[2] West M (ed). The psychology of meditation. Oxford:Clarendon Press, 1987.

[3] Achterberg J. Mind body interventions, meditation. In:Berman B. Alternative medicine, expanding medical horizons. Washington DC: Office of Alternative Medicine, National Institute of Health, 1992.

[4] McSherry. Medical economics. In: Wedding D, ed.Medicine and behaviour. St Louis: Mosby and Co, 1990:463–484.

[5] Tratto ed adattato da: Tra oriente ed occidente. La meditazione come terapie nelle dipendenze. di Gabriele Buracchi. Edizione Fondazione Franceschi. Firenze http://www.fondazionefranceschi.org/tra_oriente_e_occidente.html

[6] Lutz A.,et al.(2004). Long-term meditators self-induce high amplitude gamma synchrony during mental practice. Proc. Natl. Acad. Sci. USA.101,16369–16373.

[7] Depraz N., et al.(2003). On Becoming Aware: A Pragmatics of Experiencing: John Benjamins Publishing Company

[8] Goleman D. (1988). The meditative mind. New York: J. P. Tarcher

[9] Walsh R.,et al.(2002). The Meeting of Meditative Disciplines and Western Psychology.A Mutually Enriching Dialogue. American Psychologist. April. Vol. 61, No. 3, 227–239.

[10] Feuerstein, G. (1996). The Shambhala guide to yoga. Boston: Shambhala.

[11] Wong, E. (1997). The Shambhala guide to Taoism. Boston: Shambhala

[12] Wallace A.B., et al. (2006). Mental Balance and Well-Being. Building Bridges Between Buddhism and Western Psychology.October. Vol. 61, No. 7, 690–701.

[13] Argyle, M. (1986). The psychology of happiness. London: Methuen

[14] Brickman P., et al.(1978). Lottery winners and accident victims: Is happiness relative? Journal of Personality and Social Psychology, 36, 917–927.

[15] Myers D., et al. (1995). Who is happy? Psychological Science, 6,10–19.

[16] Seligman M. (1998). Learned optimism. New York: Pocket Books.

[17] Seligman M. (2004). Authentic happiness: Using the new positive psychology to realize your potential for lasting fulfillment. New York: Free Press.

[18] Haidt J. (2006). The happiness hypothesis: Finding modern truth in ancient wisdom. New York: Basic Books

[19] Kahneman D., et al. (1999). Well-being: The foundations of hedonic psychology. New York: Russell Sage Foundation

[20] Davidson R. J., Kabat-Zinn, J., et al.(2003).Alterations in brain and immune function produced by mindfulness meditation. Psychosomatic Medicine, 65, 564–570.

[21] Tsong-kha-pa. (2000). The great treatise on the stages of the path to enlightenment (Vol. 1,2,3). Ithaca, NY: Snow Lion.

[22] Wallace B. A. (2001). Intersubjectivity in Indo-Tibetan Buddhism. Journal of Consciousness Studies, 8(5–7), 209–230

[23] Emmons R. A. (1986). Personal strivings: An approach to personality and subjective well-being. Journal of Personality and Social Psychology, 51, 1058–1068.

[24] *nota ADHD. DISTURBO DA IPERATTIVITÀ/DEFICIT D'ATTENZIONE. COSA È, COSA FARE: TUTTO QUELLO CHE C'È DA SAPERE E QUELLO CHE

NON SI DEVE SAPERE   https://www.amazon.it/dp/B0BT4WC9RN

[25] Asanga. (2001). Abhidharmasamuccaya: The compendium of the higher teaching (W. Rahula & S. Boin-Webb, Trans.). Fremont, CA: Asian Humanities Press.

[26] Wallace A.B., et al. (2006). Mental Balance and Well-Being. Building Bridges Between Buddhism and Western Psychology.October. Vol. 61, No. 7, 690–701

[27] Ryan R. M., et al. (2001). On happiness and human potentials: A review of research on hedonic and eudaimonic well-being. Annual Review of Psychology, 52, 141–166

[28] Shapiro S. L., et al. (2000). The role of intention in self-regulation: Toward intentional systemic mindfulness. In M. Boekaerts, P. R. Pintrich, & M. Zeidner (Eds.), Handbook of self-regulation (pp. 253–273). San Diego, CA: Academic Press.

[29] Teasdale J. D., et al. (2000). Prevention of relapse/recurrence in major depression by mindfulness-based cognitive therapy. Journal of Consulting and Clinical Psychology, 68, 615–623

[30] Cohen J. D., et al. (2002). Overview: Reward and decision. Introduction to special issue. Neuron, 36, 193–198.

[31] Csikszentmihalyi M. (1990). Flow: The psychology of optimal experience. New York: Harper & Row.

[32]Wallace B. A. (2006). The attention revolution: Unlocking the power of the focused mind. Boston: Wisdom.

[33] Moore A.,et al.(2009). Meditation, mindfulness and cognitive flexibility. Consciousness and Cognition, March. Vol. 18, Issue 1,176–186.

[34] Benson, H. (1984). *The relaxation response*. New York: Avon

[35] Bhasin M.K.,et al. (2013).Relaxation Response Induces Temporal Transcriptome Changes in Energy Metabolism, Insulin Secretion and Inflammatory Pathways.PLOS one.Maggio.Vol.8, Issue 5.

[36] *nota La Risposta di rilassamento viene definita dal suo stesso scopritore, il Dr. Herbert Benson, docente all'Harvard Medical School e pioniere negli studi sugli effetti della Meditazione come: "Uno stato fisico di profondo riposo che modifica le risposte fisiche ed emozionali allo stress... e l'opposto delle risposta Combatti o Scappa".

[37]Critchley, H. D., & Mathias, C. J. (2003).Blood pressure, attention and cognition: Drivers and air traffic controllers. Clinical Autonomic Research, 13, 399–401

[38] Wallace B. A. (2006). The attention revolution: Unlocking the power of the focused mind. Boston: Wisdom

[39] King, W. L. (1992). Theravada meditation: The Buddhist transformation of yoga. Delhi, India: Motilal Banarsidass.

[40] Wallace B. A. (2005). Balancing the mind: A Tibetan Buddhist approach to refining attention. Ithaca, NY: Snow Lion.

[41] Rabten, G. (1992). The mind and its functions (S. Batchelor, Trans.; 2nd ed.). Mont Pe`lerin, Switzerland: Editions Rabten Choeling.

[42] Davidson R. J., Kabat-Zinn, J., et al.(2003).Alterations in brain and immune function produced by mindfulness meditation. Psychosomatic Medicine, 65, 564–570.

[43] Kabat-Zinn J. (1993). Mindfulness meditation: Health benefits of an ancient Buddhist practice. In D. Goleman & J. Gurin (Eds.), *Mind, bodymedicine: How to use your mind for better health* (pp. 259–275).Yonkers, NY: Consumer Reports Books.

[44] Kabat-Zinn J., et al. (1998). Influence of mindfulness meditation-based stress reduction intervention on rates of skin clearing in patients with moderate to severe psoriasis undergoing phototherapy (UVB) and photochemotherapy (PUVA). *Psychosomatic Medicine, 60,* 625–632.

[45]Marlatt G.A., et al.(1985) Relapse prevention: Maintenance Strategy in the Treatment of Addictive Behaviour.Guilford Press. New York.

[46] Marlatt, A. (2002). Buddhist philosophy and the treatment of addictive behavior. Cognitive and Behavior Practice, 9, 44–50.

[47] Brown K, et al. (2003). Mindful Attention and Awareness Scale. *Journal of Personality and Social Psychology.* 84,822–848.

[48] Baer R. A., et al. (2004). Assessment of mindfulness by self-report: The Kentucky Inventory of Mindfulness Skills. Assessment, 11, 191–206.

[49]Carson J. W., et al. (2004). Mindfulness-based relationship enhancement.

Behavior Therapy, 35, 471–494.

[50] Shapiro S. L., et al. (1998). Effects of mindfulness-based stress reduction on medical and premedical students. Journal of Behavioral Medicine, 21, 581–599

[51]Emmons R. A., et al. (2003). Counting blessings versus burdens: Experimental studies of gratitude and subjective well-being in daily life. Journal of Personality and Social Psychology, 84, 377–389.

[52] Unsworth N., et al.(2004).Working Memory Capacity and the Antisaccade Task: Individual
Differences in Voluntary Saccade Control. Journal of Experimental Psychology: Learning, Memory, and Cognition. Vol. 30, No. 6, 1302–1321.

[53] Redick T.S., et al. (2006). Working Memory Capacity and Attention Network Test Performance. Appl. Cognit. Psychol. 20: 713–721.

[54] Kane M. J., et al.(2002). The role of prefrontal cortex in working-memory capacity, executive attention, and general fluid intelligence: An individual-differences perspective. Psychonomic Bulletin & Review, 9, 637–671.

[55] Brewin C.L., et al.(2005). Working memory capacity and suppression of intrusive thoughts. J. Behav. Ther. Exp. Psychiatry.Mar;36(1):61-8.

[56] Schmeichel B. J., et al. (2008). Working memory capacity and the self-regulation of emotional expression and experience. Journal of Personality and Social Psychology, 95, 1526-1540.

[57] Amishi P.J., et al. (2010). Mindfulness Training and Emotion Regulation: Clinical and Neuroscience Perspectives. Emotion, Vol 10(1), Feb, 54-64.

[58] Mrazek M.D.,et al.(2013).Mindfulness Training Improves Working Memory Capacity and GRE Performance While Reducing Mind Wandering. Psychological Science, XX(X) 1–6.

[59]) Kandel E.R., et al.(1998). Principi di Neuroscienze.Casa Editrice Ambrosiana. Milano.

[60] A., et al.(2007). Multidisciplinary perspectives on attention and the development of self-regulation. Progress in Neurobiology 2007;82:256–286.

[61] Poldrack R.A.(2002). Neural systems for perceptual skill learning. Behavioral and Cognitive Neuroscience Reviews.76–83.

[62] DavidsonJ.R., et al. (2008). Buddha's Brain: Neuroplasticity and Meditation. IEEE Signal Process Mag. January 1; 25(1): 176–174.

[63] Lazar S.W., et al.(2005). Meditation experience is associated with increased cortical thickness. Neuroreport. November 28; 16(17),1893–1897.

[64] Merzenich M.M. et al.(1998). Neural representations, experience and change. MIT Press; Boston.

[65] Le cellule della Glia, dette anche cellule gliali o di neuroglia, costituiscono assieme ai neuroni, il sistema nervoso. Hanno una funzione nutritiva e di sostegno per i neuroni, assicurando l'isolamento dei tessuti nervosi e la protezione da corpi estranei in caso di lesioni. Paiono avere anche qualche

funzione nella trasmissione dell'impulso nervoso, ed hanno comunque un ruolo attivo nelle sinapsi e quindi nella velocità di apprendimento. Il loro numero supera di cinque volte quello dei neuroni.

[66] Cahn B.R., et al.(2006). Meditation states and traits : EEG, ERP, and neuroimaging studies. Psychological Bulletin 132,180–211

[67] Bhasin M.K.,et al.(2013). Relaxation Response Induces Temporal Transcriptome Changes in Energy Metabolism, Insulin Secretion and Inflammatory Pathways. PLoS ONE 8(5): e62817. doi:10.1371/journal.pone.0062817.

[68] Lazar S.W., et al.(2005). Meditation experience is associated with increased cortical thickness. Neuroreport. November 28; 16(17),1893–1897.

[69] Lazar S.W., et al.(2005). Meditation experience is associated with increased cortical thickness. Neuroreport. November 28; 16(17),1893–1897.

[70] Critchley HG, Wiens S, Rotshtein P, Ohman A, Dolan RJ. Neural systems supporting interoceptive awareness. Nat Neurosci 2004;7:189–195.

[71] Pagnoni G., et al.(2007). Age effects on gray matter volume and attentional performance in Zen meditation. Neurobiology of Aging. Volume 28, Issue 10, October, Pages 1623–1627.

[72] Rainone A.(2012).La Mindfulness. Il non fare, l'accettare e il fare consapevole. Cognitivismo Clinico.9,2,135-150.

[73] Kabat-Zinn J.(2003).Mindfulness-Based Interventions in Context: Past, Present, and Future. Clinical Psychology: Science and Practice, V10 N2

[74] Goldstein J. (2002). One dharma: The emerging Western Buddhism. Harper. SanFrancisco.

[75] Kabat-Zinn J.(2003).Mindfulness-Based Interventions in Context: Past, Present, and Future. Clinical Psychology: Science and Practice, V10 N2.

[76]Kabat-Zinn J. (1990). Full catastrophe living : using the wisdom of your body and mind to face stress, pain and illness. Dell Publishing, New York. Tr. it. Vivere momento per momento. Sconfiggere lo stress, il dolore, l'ansia e la malattia con la saggezza di corpo e mente. Corbaccio editore, Milano 2005.

[77] Kabat-Zinn J. (1994). Wherever you go, there you are: mindfulness meditation in every day life. Hyperion, New York. Tr. it. Dovunque tu vada ci sei già. Una guida alla meditazione. Tea pratica, Milano 1997.

[78] Segal Z.V., et al. (2002). Mindfulness based cognitive therapy for depression: a new
approach to preventing relapses. Guilford Press, New York. Tr. it. Mindfulness. Al di là del pensiero, attraverso il pensiero. Bollati Boringhieri, Torino 2006.

[79] Kabat-Zinn J. (1994). Wherever you go, there you are: mindfulness meditation in every day life. Hyperion, New York. Tr. it. Dovunque tu vada ci sei già. Una guida alla meditazione. Tea pratica, Milano 1997.

[80] Kabat-Zinn J.(2003).Mindfulness-Based Interventions in Context: Past, Present, and Future. Clinical Psychology: Science and Practice, V10 N2.

[81] Kabat-Zinn J. (1994). Wherever you go, there you are: mindfulness meditation in every day life. Hyperion, New York. Tr. it. Dovunque tu vada ci sei già. Una guida alla meditazione. Tea pratica, Milano 1997.

[82] Ambrose-Oji B. (2013). Mindfulness Practice in Woods and Forests: An Evidence Review. Research Report for The Mersey Forest, Forest Research. Alice Holt Lodge Farnham, Surrey.

[83] Rainone A.(2012).La Mindfulness. Il non fare, l'accettare e il fare consapevole. Cognitivismo Clinico.9,2,135-150

[84] Kabat-Zinn J.(2003).Mindfulness-Based Interventions in Context: Past, Present, and Future. Clinical Psychology: Science and Practice, V10 N2.

[85]) Kabat-Zinn J. (1990). Full catastrophe living : using the wisdom of your body and mind to face stress, pain and illness. Dell Publishing, New York. Tr. it. Vivere momento per momento. Sconfiggere lo stress, il dolore, l'ansia e la malattia con la saggezza di corpo e mente. Corbaccio editore, Milano 2005.

[86] Ma S.H., et al. (2004). Mindfulness-based cognitive therapy for depression: replication and
exploration of differential relapse prevention effects. Journal Consulting Psychology 72, 1, 31-40.

[87] Young J.E., et al.(2003). Schema therapy: A practioner's guide. Guilford Press, NewYork. Tr. it. Schema Therapy: Guida per il terapeuta. Eclipsi, Firenze 2006.

[88] Bowen S., et al.(2011). Mindfulness –Based Relapse Prevention for Addictive Behaviors. Guilford Press. New York. Tr. it.Mindfulness e comportamenti di dipendenza.Raffaello Cortina Editore, Milano,2013.

[89] Singleton M.(2010). Yoga Body: The Origins of Modern Posture Practice. Oxford University Press. New York.

[90] Roger Jahnke R.,et al.(2010).A Comprehensive Review of Health Benefits of Qigong and Tai Chi. Am J Health Promot. 24(6): e1–e25.

[91] Xuanjie W., et al.(1994). Dall'arte di nutrire la vita. Gli esercizi del palo eretto. Jaca Book. Milano.